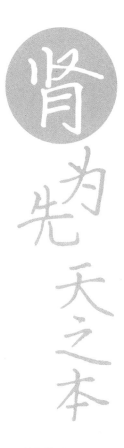

肾为先天之本

肾虚就这么补

主　编　胡世云

副主编　李成辉　宋莉萍

编　者（以姓氏汉语拼音为序）

陈文东　邓　华　何文文　黄　镛　梁子健

林宏通　刘惠玲　罗明超　覃　军　任宝琦

叶思婷　查冠琳　张彩霞　郑显辉　周　敏

庄春娜

手　绘　叶思婷

人民卫生出版社
·北京·

版权所有，侵权必究！

图书在版编目（CIP）数据

肾虚就这么补 / 胡世云主编. — 北京：人民卫生出版社，2021.2

ISBN 978-7-117-30772-7

Ⅰ.①肾… Ⅱ.①胡… Ⅲ.①补肾－基本知识 Ⅳ.①R256.5

中国版本图书馆 CIP 数据核字（2020）第 200621 号

| 人卫智网 | www.ipmph.com | 医学教育、学术、考试、健康，购书智慧智能综合服务平台 |
| 人卫官网 | www.pmph.com | 人卫官方资讯发布平台 |

肾虚就这么补

Shenxu jiu Zheme Bu

主　　编：胡世云

出版发行：人民卫生出版社（中继线 010-59780011）

地　　址：北京市朝阳区潘家园南里 19 号

邮　　编：100021

E - mail：pmph @ pmph.com

购书热线：010-59787592　010-59787584　010-65264830

印　　刷：北京华联印刷有限公司

经　　销：新华书店

开　　本：889×1194　1/32　印张：12.5

字　　数：250 千字

版　　次：2021 年 2 月第 1 版

印　　次：2021 年 2 月第 1 次印刷

标准书号：ISBN 978-7-117-30772-7

定　　价：58.00 元

打击盗版举报电话：010-59787491　E-mail：WQ @ pmph.com

质量问题联系电话：010-59787234　E-mail：zhiliang @ pmph.com

内容提要

　　"肾为先天之本""生命之根"，本书科学、全面地介绍了肾虚的相关知识，比如肾在生命过程中有什么重要意义？什么是肾虚？如何发现肾虚？养肾的食物有哪些？怎样吃才养肾？养肾的穴位有哪些？如何使用穴位养肾？养肾的常见中药有哪些？中药养肾有哪些窍门？如何利用中成药养肾？哪些运动有利于养肾？日常养肾要注意哪些细节？哪些疾病由肾虚引起？如何居家辅助治疗这些疾病？多角度、全方位解决实际问题。最重要的是本书追本溯源，吸取古代医家最真实的经验与养生秘法，带领读者真正理解养肾的内涵，从多方面阐述肾虚的形成、中医食疗、针灸按摩、日常养护，配以图文解释、经典病案，通俗而易懂，实用且明朗，与专业书籍相比，失其刻板，多于趣致，适合大众居家学习，长生葆真。

序

中医学的诸多概念在民间有闻，比如肾虚、脾虚、风寒、风热等，这些知识以往是口口相传，现在则可从便利的媒体获取。当然，管中窥豹，只字片语，也容易带来误解，乃至有不良商家乘虚而入，所以，优秀的科普、全面的科普不可或缺。

《肾虚就这么补》正是在这种要求下，由我院胡世云主任和他的科普团队对"肾虚"概念进行全方位论述，包含大量的古代文献、现代文献、民间典故、中药、方剂、艾灸、食疗、运动保健等，简明直白，实用性强，寓预防与治疗于一体，亦有由浅入深的妙处，既可以给普通百姓做养生指导，又可供专业人士参详。

广东省中医院力求实现中医药现代化，推崇"以病人为中心"，构建最优完美医学。此书正是在这种医院文化的理念指导下编写而成，图文并茂，简洁有趣，操作方便，中西汇通。书中理念并无门户之见，符合本院务实包容、以疗效为标杆的内在价值观。故乐为之序。

广东省中医院院长，博士研究生导师　陈达灿

2021 年初春

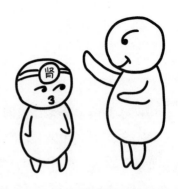

前言

现代正是中医百花齐放的时候，但同时任重而道远。中医如同一门艺术，难以入门，难以精通，有广泛的民间基础，也有广泛的误解所在，比如四时养生、体质调节，本是上医治未病的精髓，现实情况中，却是滥补的市场较为火热，其实这不利于中医的良性推广，也留下许多隐患。

中医师观念里的肾虚，是一种证候、一种状态，必须结合症状、舌象、脉象，判断其阴阳、兼夹，了解其发病的过程和机制，做出正确的辨证，才能选方开药，观察疗效。因其还可能动态变化，药物需要随症加减。对于普通民众，大多数人无法做到如此细致和准确，所以，产生大量的误治、乱治，也间接令人对中医失去信心。

本书从多方面阐述肾虚的形成、中医食疗、针灸按摩、日常养护，配以图文解释、经典病案，通俗而易懂，实用且明朗，与专业书籍相比，失其刻板，多于趣致，适合大众居家学习，长生葆真。比如区分中医和西医的肾功能与作用，而非对号入座，混淆概念；讲解小儿五脏"肝常有余、脾常不足、肾常虚"的生理特点，明其理而述其法，有利于指导正确的中医育儿养肾；讲解补肾中药方剂的前世今生，中药方剂配方浩瀚，可借鉴抄用，但要避免误入歧途。关注实际问题和简易可行的解决方案，是此书的最大亮点。

在未来很长一段时间内，科普是中医需要努力做好的一项工作，一方面是信息流通和媒体广告传递的一些不实、不全面的内容需要纠正，是为正本清源；另一方面是中医不能单靠实验室取得发展，同时需要密切接轨人民群众，是为返璞归真。

希望将来有更多优秀的中医科普书籍出现，为民众谋福利，为中医添锦绣。

编者

2021 年初春

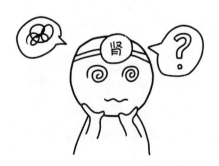

目录

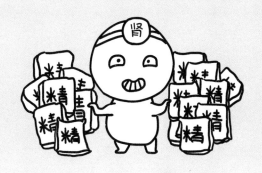

第一章

肾的故事

第一节

肾，先天之本也

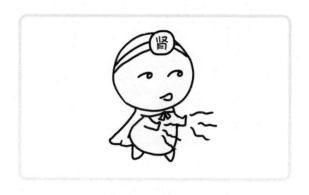

我们怎么去理解中医说的肾虚呢？首先需要知晓，什么是肾？

如果我们把人体当作一个机器，肾应该是发动机，提供能源，出厂自带，可以维修，很难升级，不宜更换。如果我们把人体当作一个城市，肾应该是水务局，濡养满城，排泄废水，循环往复，一旦遭受污染，那就是大灾难。如果我们把人体当作宇宙，肾应该是那个引力奇点，大爆炸的起源，演变的开始。是的，不可或缺，风华绝代。

▷▷▷ **追本溯源**

　　肾为先天之本，首见于明代《医宗必读》，是与脾为后天之本相对而言的。先天是指人体受胎时的胎元，《黄帝内经灵枢·决气》曰："两神相搏，合而成形，常先身生，是谓精"；《黄帝内经灵枢·经脉》亦云："人始生，先成精，精成而脑髓生，骨为干，脉为营，筋为刚，肉为墙，皮肤坚而毛发长"。由此可知，"先天"是指禀受于父母的"两神相搏"之精，以及由先天之精化生的先天之气，由遗传而来，为人体生命的本原。其在个体生命过程中，先身而生，是后天脏腑形成及人体生长发育的动力。肾为先天之本，是指肾的功能是决定人体先天禀赋强弱、生长发育迟速、脏腑功能盛衰的根本。

一、肾的作用

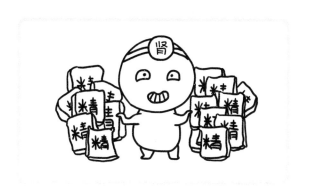

　　俗话说：春生夏长，秋收冬藏。肾是一个收藏家，它继

承了父母的大笔财产，还定期从脾胃领取工资，据说，它的房子里堆满了一种物质，这种物质称为"精"。精可以说是人体的通用货币，五脏六腑的成长和运转，衣、食、住、行、谈恋爱，都离不开它，所以存款虽多，也要省着点儿花。世间万物需要阴阳平衡，肾精化肾气，肾气分阴阳，肾阴与肾阳相濡以沫，分工合作。

▷▷▷ **追本溯源**

1. 先天之精与后天之精，来源不同，却同藏于肾。先天之精为后天之精准备了物质基础，后天之精不断地供养先天之精，即所谓"先天生后天，后天养先天"，二者相辅相成。肾为先天之本，接受其他脏腑的精气而贮藏起来。故《医碥·遗精》曰："精者，一身之至宝，原于先天而成于后天者也，五脏俱有而属于肾"。

2. 肾为五脏六腑之本，《景岳全书·传忠录·命门余义》曰："命门，为元气之根，为水火之宅。五脏之阴气，非此不能滋；五脏之阳气，非此不能发"。《类经附翼·求正录》曰："命门水火，即十二脏之化源。故心赖之，则君主以明；肺赖之，则治节以行；脾胃赖之，济仓廪之富；肝胆赖之，资谋虑之本；膀胱赖之，则三焦气化；大小肠赖之，则传导自分"。肾阴充则全身诸脏之阴亦充，肾阳旺则全身诸脏之阳亦旺。

肾除了是收藏家，还有一个身份，便是水务局人员，主持整个人体的水务工作，灌溉、防汛、抗旱、排水。如果排泄不畅，就可能出现水流泛滥，那便是水肿；或者水坝没有关闭紧密，那便是多尿。

▷▷▷ **推求真理**

正常情况下，水饮入胃，由脾的运化和转输而上输于肺，肺的宣发和肃降可通调水道，使清者（有用的津液）以三焦为通道而输送至全身，发挥其生理作用；浊者（代谢后的津液）则化为汗液、尿液和气等分别从皮肤汗孔、尿道、呼吸道排出体外，从而维持体内水液代谢的相对平衡。在这一代谢过程中，肾的蒸腾气化使肺、脾、膀胱等脏腑在水液代谢过程中发挥各自的生理作用。被脏腑组织利用后的水液（清中之浊者）从三焦下行而归于肾，经肾的气化作用分为清、浊两部分。清者，再通过三焦上升，归于肺而布散于周身；浊者变成尿液，下输膀胱，从尿道排出体外，如此循环往复，以维持人体水液代谢的平衡。

二、肾的个性

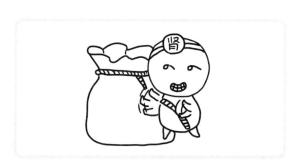

　　每个人都有他的个性，肾也不例外。不吝啬的收藏家不是一个合格的肾，因为它主闭藏，储藏五脏六腑之精。精宜藏而不宜泄，命火宜潜而不宜露。肾精不可泻，肾火不可伐，犹如木之根、水之源，木根不可断，水源不可竭，灌其根枝叶茂，澄其源流自清。因此，肾只宜闭藏，不宜耗泄。勤俭持家，是高尚的品德。

▷▷▷ 抓住要点

　　肾主闭藏的特性体现在藏精、纳气、主水、固胎等方面。基于这一生理特性，前人提出了"肾无实不可泻"的学术观点，故治肾多言其补，不论其泻，或以补为泻。但是，肾病并非绝对无实而不可泻，确有实邪亦当用泻。肾主闭藏的理论对养生具有重要指导意义，养生学强调收心神、节情欲、调七情、省操劳以保养阴精，使肾精充盈固秘而延年益寿。

三、肾的社交关系

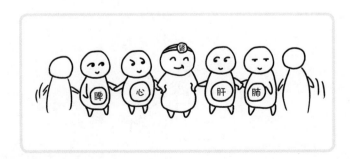

人与人之间有精神和物质交流的需要，国家与国家之间有利益往来的关系，肾作为五脏六腑中的先天之本，核心级别的"大人物"，与心、肝、脾、肺都有密切来往。

1. 肾与心 心五行属火，肾五行属水，表面上看，是天生的冤家，但人体内的主旋律是和谐共处，所以，在相互制约的同时，更多是相互依存，称为心肾相交，又称水火相济、坎离交济。如《格致余论·相火论》曰："人之有生，心为之火，居上，肾为之水，居下；水能升而火能降，一升一降，无有穷已，故生意存焉"。

▶▶ 精血互生。心主血，肾藏精，精和血都是维持人体生命活动的必要物质。精血之间相互资生、相互转化。精血之间的相互资生为心肾相交奠定了物质基础。

▶▶ 精神互用。心藏神，为人体生命活动的主宰，神全可以益精。肾藏精，精舍志，精能生髓，髓汇于脑。积精可以全神，使精神内守。精能化气生神，为神气之本；神能驭精役气，为精气之主。人的神志活动，不仅为心所主，与肾也密切相关。

2. 肾与肝 萝卜、青菜各有所好，肾喜欢藏精，肝喜欢藏血，因为精血可以互生，故而称为肝肾同源，又称乙癸同源。《医宗必读·乙癸同源论》曰："东方之木，无虚不可补，补肾即所以补肝；北方之水，无实不可泻，泻肝即所以泻肾。"一个管钱的，一个管粮食的，天生合伙人。

▶▶ 阴液互养。肝在五行属木，肾在五行属水，水能生木。肝主疏泄和藏血，体阴用阳。肾阴能涵养肝阴，使肝阳不致上亢，肝阴又可资助肾阴的再生。

▶▶精血互生。肝藏血，肾藏精，精血相互滋生。在正常生理状态下，肝血依赖肾精的滋养，肾精又依赖肝血的不断补充，肝血与肾精相互资生、相互转化。

▶▶藏泄互用。肝主疏泄，肾主闭藏，二者相互为用、相互制约、相互调节，乃至相反相成。肝气疏泄可使肾气闭藏而开合有度，肾气闭藏又可制约肝之疏泄太过。这种关系主要表现在女子月经生理功能和男子排精功能方面。

3. 肾与肺　肺属金，肾属水，五行关系中，金生水，故肺肾关系称为金水相生，又名肺肾相生，是母子关系。《医医偶录》曰："肺气之衰旺，关于寿命之短长，全恃肾水充足，不使虚火烁金，则长保清宁之体，而寿臻永固"。在具体工作上，肺是管理气的，肾是管理水的，似乎有点儿不搭边，但水的源头在肺，肾虽然是管理者，也要看眼色；而肺虽然主一身之气，但肾爱好收纳，亦有纳气的作用。

▶▶呼吸方面：肺司呼吸，肾主纳气。人体的呼吸运动，虽然由肺所主，但需要肾的纳气作用来协助。只有肾气充盛，吸入之气才能经过肺之肃降而下纳于肾。故而称：肺为气之主，肾为气之根。

▶▶水液代谢方面：肺为水之上源，肾为主水之脏。在水液代谢过程中，肺与肾之间存在着标和本的关系。肺主行水而通调水道，只有经过肺的宣发和肃降，才能使精微津液布散到全身各个组织器官中去，浊液下归于肾而输入膀胱。两者在调节水液代谢过程中，肾主水液的功能居于重要地位。所以说："其本在肾，其标在肺"。

4. 肾与脾 肾为先天之本，脾为后天之本，再大的家产也禁不住长年累月的耗费，所以每个月去脾胃那儿领工资是对的。后天与先天相互资助，相互促进。故《医门棒喝》曰："脾胃之能生化者，实由肾中元阳之鼓舞，而元阳以固密为贵。其所以能固密者，又赖脾胃生化阴精以涵育耳"。

▶▶先天、后天相互资生：脾主运化水谷精微，化生气血，为后天之本；肾藏精，主命门真火，为先天之本。脾的运化，必须得到肾阳的温煦蒸化，始能健运。《张聿青医案》曰："脾胃之磨化，尤赖肾中之一点真阳蒸变，炉薪不熄，釜爨方成"。《傅青主女科·妊娠》曰："脾为后天，肾为先天，脾非先天之气不能化，肾非后天之气不能生"。

▶▶水液代谢方面：脾主运化水湿，须有肾阳的温煦蒸化；肾主水，司关门开合，使水液的吸收和排泄正常。但这种开合作用，又赖脾气的制约，即所谓"土能制水"。

5. 肾与膀胱 肾为水脏，膀胱为水腑，在五行同属水，两者密切相连，又有经络互相络属，构成脏腑表里相合的关系。膀胱的气化功能，取决于肾气的盛衰，肾气促进膀胱气化功能，使其司关门开合以控制尿液的排泄。

李德新《实用中医基础学》记载：肾与膀胱在病理上的相互影响，主要表现在水液代谢和膀胱的贮尿与排尿功能失调方面。如肾阳虚衰，气化无权，影响膀胱气化，则出现小便不利、癃闭、尿频、尿多、小便失禁等。

6. 肾与骨髓 肾主骨，生髓。这个理论是从《黄帝内经》开始讲的，肾精充足，骨头就会坚固有力，顺利成长，反之则脆弱不堪。《黄帝内经素问·痿论》云："肾气热，则腰脊不举，骨枯而髓减，发为骨痿"。《黄帝内经灵枢·五癃津液别》云："阴阳不和，则使液溢而下流于阴，髓液皆减而下，下过度则虚，虚故腰背痛而胫酸"。《黄帝内经素问·痿论》云："肾热者色黑而齿槁"。《黄帝内经素问·生气通天论》云："因而强力，肾气乃伤，高骨乃坏"。

7. 肾与耳 肾开窍于耳。《黄帝内经灵枢·脉度》云："肾气通于耳。肾和则耳能闻五音矣"。李东垣《脾胃论》云："耳者，上通天气，肾之窍也"。其实，肾和耳的关系是有一些属于远房亲戚，但有些人，只要耳鸣便归于肾虚，这种理解是片面的。

8. 肾与头发 肾其华在发。这个理论也是来自《黄帝内经》，《黄帝内经素问·上古天真论》《黄帝内经素问·六节藏象论》《黄帝内经灵枢》均有描述。《类经》云："发为精血之余，精髓充满，其发必荣，故荣在发"。观察头发的色泽、疏密，的确是了解肾气盛衰和精血盈亏的一种辅助方法。

9. 肾与经络 中医除了脏腑，还有经络，肾当然有自己的经脉和络脉。足少阴肾经，属肾，络膀胱，本经脉腧穴有：涌泉、然谷、太溪、大钟、水泉、照海、复溜、交信、筑宾、阴谷、横骨、大赫、气穴、四满、中注、肓俞、商曲、石关、阴都、腹通谷、幽门、步廊、神封、灵墟、神藏、彧中、俞府，共27穴。针灸治疗肾系疾病的基础便是来自这里。

　　《黄帝内经灵枢·经脉》曰:"肾足少阴之脉,起于小趾之下,斜走足心,出于然骨之下,循内踝之后,别入跟中,以上腨内,出腘内廉,上股内后廉,贯脊,属肾,络膀胱。其直者,从肾上贯肝膈,入肺中,循喉咙,挟舌本。其支者,从肺出,络心,注胸中。"

第二节

中医的肾与西医的肾

不管黑猫白猫，能抓老鼠的，就是好猫，为什么肾还要分中医长啥样、西医长啥样呢，难道不是同一个世界、同一个肾吗？

一、解剖学

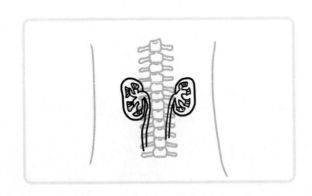

西医学所说的肾，长在人体的腰部，一般有两个，位于脊柱的两旁，紧贴腹后壁，居腹膜后方。它与输尿管、膀胱、尿道一起构成泌尿系统，是排水的主力。经常听到的肾皮质、肾髓质、肾单位、肾小球、肾小管、肾上腺、肾盏、集合管等，都隶属于西医学肾脏部门的成员。

中医学所说的肾是中医藏象学说的一个概念，所谓"藏象"，即藏于内而象于外，没有具体的解剖位置。我们可以把它想象为一个强大、神秘的高手，但是具体长啥样，帅不帅气，不知道，也没关系，城市的安全可以放心交给他，妥妥的。

▷▷▷ 直面问题

部分学者认为，中医学的肾也可以理解为西医学的"泌尿系统 + 生殖系统"，但"藏象肾"其实包含了骨髓、内分泌、体液、神经等多个系统及相互联系和功能复杂的网络体系，故而不能单纯对号入座。

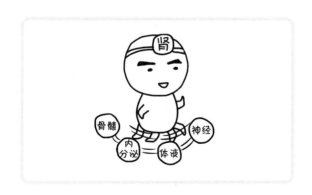

二、生理学

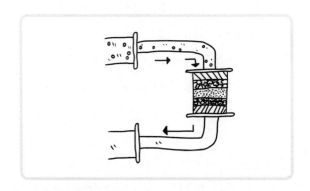

西医学中的肾是人体的重要器官，最重要的作用就是过滤，清除我们体内的废弃物质。尿毒症患者做血液透析，便是模仿肾的功能进行的。但除此之外，肾还有内分泌功能，这是透析所不能代替的，所以，尿毒症患者还需要额外给予药物，如果有一个小盒子，可以代替肾的功能，佩戴在身上，那便是现代医学研究的终极目标之一。

而中医学所说的肾功能，前面基本已提到过，先天之本嘛，地位尊崇无比，其藏精、主水、主纳气、主生殖，主骨生髓，开窍于耳，其华在发。

▷▷▷ **肾的面面观**

西医学中肾的基本功能是生成尿液，清除体内代谢产物及某些废物、毒物，同时经重吸收功能保留水分及其他有用物质，如葡萄糖、蛋白质、氨基酸、钠离子、钾离子、碳酸氢钠等，以调节水、电解质平衡及维护酸碱平衡。肾还有内分泌功能，生成肾素、促红细胞生成素、活性维生素 D3、前列腺素、激肽等，又为机体部分内分泌激素的降解场所和肾外激素的靶器官。

三、病理学

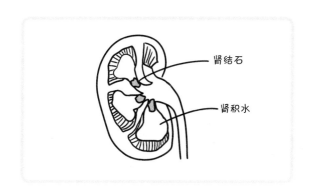

肾结石

肾积水

　　西医的肾脏病种类繁复，其中慢性肾脏病的发生率为 11%～13%。每一个环节出现故障，就会形成一种疾病，如各种原发性肾小球疾病，红斑狼疮、过敏性紫癜、类风湿关节炎、糖尿病、高血压、高尿酸血症、系统性硬化病、干燥综合征、多发性骨髓瘤及病毒感染、可卡因和海洛因、肾毒性药物等导致的继发性肾小球疾病，此外，还有遗传性肾炎、间质性肾炎、肾小管疾病、肾囊肿、肾肿瘤、泌尿系感染、泌尿系结石等。是的，乍一看，谁都可以欺负它，好在出厂的时候，每个人都匹配了两个肾，才有勇气和这些疾病周旋。

中医是一剑破万法的思路，肾病，一虚一实，虚证居多，可分气虚、阳虚、阴虚，可兼湿热、寒湿、水湿、血瘀，可并脾虚、肺虚、肝血不足，可以虚实夹杂，仿佛一生三，三生万物。中医的辨证体系极其简单，又极其奥妙，不同的排列组合，则有不同的病证症候。

▷▷▷ **追本溯源**

肾实证，由寒热偏胜、水湿壅闭等所致。《脉经》卷二记载："肾实也，苦恍惚，健忘，目视眈眈，耳聋怅怅，善鸣""肾实……病苦膀胱胀闭，少腹与腰脊相引痛"。《圣济总录》卷五十一记载："论曰：足少阴肾之经，其气实为有余，则舌燥咽肿，上气嗌干，咳喘汗出，腰背强急，体重内热，小便黄赤，腰脊引痛，足胫肿满。此由足少阴经实，或为邪湿所加，故有是证。"

第三节

如何判断肾虚

"肾虚"不是一个陌生的概念，电视广告和网络传媒，都常常在引导各位，腰膝酸软、耳鸣脱发、阳痿早泄、年老体弱，自以为是肾虚的缘故，因为谎言带着真话，因果有所倒置，大家有些难以分辨。

"肾虚"的字面意思，是肾的功能下降了，为啥原因下降，下降了会怎样，有什么办法可以不下降，就是我们需要讨论的话题。肾虚也是这样，肾虚可能会有一系列症状，比如腰痛、耳鸣，但是不能反向论证。医学的复杂性和不确定性，也体现在这些方面。

那么，我们怎么判断，一个人有没有肾虚？在这之前，我们需要知道任何疾病都存在典型和不典型，2003 年暴发的严重急性呼吸综合征（SARS），就是传染性不典型肺炎。"非典型"或"不典型"的意思，就是识别难度高，比如好学生的标准是德、智、体、美、劳全面发展，恰恰有部分好学生不那么明显，需要老师和家长去发现。所以，吃瓜群众掌握典型症候就可以了，不典型的留给医师分辨。

典型的肾虚，可以从原因出发，从症状分析，从舌脉结合，从用药效果论证，这是一个逻辑推理的过程，一个破案的经过。既然是破案，就不可能存在百分之百的准确率和成功率，即使是最高明的医师。

肾虚的病因在下一节阐述，这里主要说肾虚的典型症状应该是什么样。

一、肾不纳气

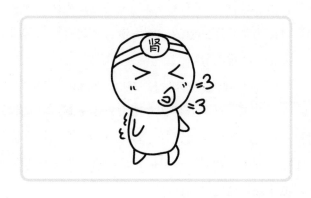

主要表现：久病咳喘，呼多吸少，气不得续，动则喘息益甚，自汗神疲。声音低怯，腰膝酸软，舌淡苔白，脉沉弱；或喘息加剧，冷汗淋漓，肢冷面青，脉浮大无根；或气短息促，面赤心烦，咽干口燥，舌红，脉细数。

▷▷▷ **知其所以**

1. 本证以久病咳喘、呼多吸少、气不得续、动则益甚和肺肾气虚表现为辨证要点。肾虚则摄纳无权，气不归元，故呼多吸少，气不得续，动则喘息益甚。骨骼失养，故腰膝酸软；肺气虚，卫外不固则自汗，功能活动减退，故神疲声音低怯；舌淡苔白，脉沉弱，为气虚之征。若阳气虚衰欲脱，则喘息加剧，冷汗淋漓，肢冷面青。虚阳外浮，脉见浮大无根。肾虚不能纳气，则气短息促。肾气不足，久延伤阴，阴虚生内热，虚火上炎，故面赤心烦，咽干口燥。舌红、脉细数为阴虚内热之象。

2. 有学者认为，一般的肾气虚证，在肾虚其他诸证发生的初期，由于这个时期较短，病情较轻，其病证表现不十分明显，但随着病情发展，很快就会兼有精亏、阴虚、阳虚或肾气不固的表现。因此，肾气虚证可以认为是肾虚他证的隐潜期。

3. 有学者认为，补肾方药治疗慢性阻塞性肺疾病的原理，推论其能够增加膈肌的肌力和耐力，若在隐匿性膈肌疲劳阶段早期予以干预，延缓肺通气功能的下降，并在膈肌疲劳时促进疲劳的恢复，可能对呼吸衰竭的防治具有积极的意义。

二、肾气不固

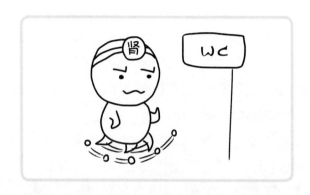

主要表现：神疲耳鸣，腰膝酸软，小便频数而清，或尿后余沥不尽，或遗尿失禁，或夜尿频多。男子滑精早泄，女子白带清稀，胎动易滑，舌淡苔白，脉沉弱。

▷▷▷ **知其所以**

1. 本证一般以肾气虚、膀胱不能固摄所表现的症状为辨证要点。肾气亏虚则功能活动减退，气血不能充耳，故神疲耳鸣；骨骼失之温养，故腰膝酸软。肾气虚膀胱失约，故小便频数而清长，或夜尿频多，甚则遗尿失禁；排尿无力，尿液不能全部排出，可致尿后余沥不尽。肾气不足，则精关不固，精易外泄，故滑精早泄。肾虚而冲任亏损，下元不固，则见带下清稀。胎元不固，每易造成滑胎。舌淡苔白，脉沉弱，为肾气虚衰之象。

2. 中医临床研究认为，肾气不固多与遗尿、遗精、崩漏、月经先期有关。

三、肾阴虚

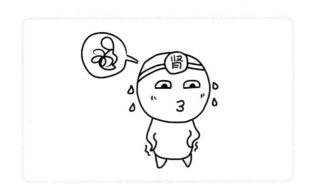

主要表现：腰膝酸痛，眩晕耳鸣，失眠多梦，男子遗精早泄，女子经少经闭，或见崩漏，形体消瘦，潮热盗汗，五心烦热，咽干颧红，溲黄便干，舌红少津，脉细数。

▷▷▷ **知其所以**

1. 本证以肾病主要症状和阴虚内热证共见为辨证要点。肾阴不足，髓海亏虚，骨骼失养，故腰膝酸痛，眩晕耳鸣。肾水亏虚，水火失济则心火偏亢，致心神不宁，而见失眠多梦。阴虚相火妄动，扰动精室，故遗精早泄。女子以血为用，阴亏则经血来源不足，所以经量减少，甚至闭经。阴虚则阳亢，虚热迫血妄行可致崩漏。肾阴亏虚，虚热内生，故见形体消瘦、潮热盗汗、五心烦热、咽干颧红、溲黄便干、舌红少津、脉细数等症。

　　2. 有学者应用基因芯片技术，发现肾阴虚证和肾阳虚证基因表达谱存在明显的差异，全部的差异表达基因有 145 条，通过对差异表达基因进行聚类分析，可以区分为肾阴虚证、肾阳虚证与正常对照组，说明差异表达基因分组与临床辨证分组相符合。

四、肾阳虚

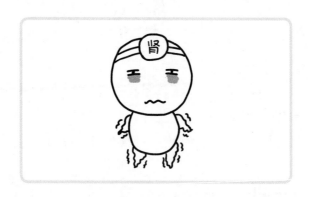

　　主要表现：腰膝酸软而痛，畏寒肢冷，尤以下肢为甚，精神萎靡，面色㿠白或黧黑，舌淡胖苔白，脉沉弱。或男子阳痿，女子宫寒不孕；或大便久泄不止，完谷不化，五更泄泻；或浮肿，腰以下为甚，按之没指，甚则腹部胀满，全身肿胀，心悸、咳喘。

▷▷▷ **知其所以**

1. 本证一般以全身功能低下伴见寒象为辨证要点。腰为肾之府，肾主骨，肾阳虚衰，不能温养腰府及骨骼，则腰膝酸软疼痛；不能温煦肌肤，故畏寒肢冷。阳气不足，阴寒盛于下，故下肢尤甚。阳虚不能温煦形体，振奋精神，故精神萎靡，面色㿠白。肾阳极虚，浊阴弥漫肌肤，则见面色黧黑。舌淡胖苔白，脉沉弱，均为肾阳虚衰之象。肾主生殖，肾阳不足，命门火衰，生殖功能减退，男子则阳痿，女子则宫寒不孕。命门火衰，火不生土，脾失健运，故久泄不止，完谷不化或五更泄泻。肾阳不足，膀胱气化功能障碍，水液内停，溢于肌肤而为水肿；水湿下趋，肾处下焦，故腰以下肿甚，按之没指；水势泛滥，阻滞气机，则腹部胀满；水势上逆，凌心射肺，故见心悸、咳喘。

2. 涉及肾阳虚证候表现的疾病包括哮证、喘证、肺胀、痰饮、泄泻、便秘、臌胀、眩晕、水肿、癃闭、消渴、遗精、虚劳等。

3. 肾阳虚的论述起源于《黄帝内经》，仲景继承并初步奠定肾阳虚辨证论治基础；晋代、唐代、宋代、元代多元化发展，逐步深化对肾阳虚证治的认识；明代、清代"命门学说"的兴起和大量医案的流传，肾阳虚证治得到进一步丰富、完善，并形成系统，逐步规范。

五、肾精不足

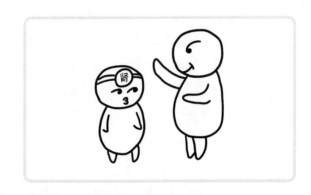

主要表现：男子精少不育，女子经闭不孕，性功能减退。小儿发育迟缓，身材矮小，智力和动作迟钝，囟门迟闭，骨骼痿软。成人早衰、发脱齿摇、耳鸣耳聋、健忘恍惚、动作迟缓、足痿无力、精神呆钝等。

▷▷▷ **知其所以**

1. 本证以生长发育迟缓、生殖功能减退以及成人早衰表现为辨证要点。肾精主生殖，肾精亏，则性功能低下，男子见精少不育，女子见经闭不孕。肾为先天之本，精不足则无以化气生血、充肌长骨，故小儿发育迟缓，身材矮小；无以充髓实脑，致智力迟钝，动作缓慢；精亏髓少，骨骼失养，则囟门迟闭，骨骼痿软，成人早衰。肾之华在发，精不足，则发不长，易脱发；齿为骨之余，失精气之充养，故牙齿动摇；耳为肾窍，脑为髓海，精少髓亏，脑少空虚，故见耳鸣、耳聋，健忘恍惚。精损则筋骨疲惫，故动作迟缓，足痿无力。肾精衰，脑失充，则灵机失运，可见精神呆钝。

2. 肾精不足会影响人的生长发育，导致免疫功能下降。《黄帝内经》中说："人之生也，有刚有柔，有弱有强，有短有长，有阴有阳。"说的就是肾精的重要作用。

六、肾阴阳两虚

肾阳虚若未得到及时有效的调治，不断发展，使肾阳虚损日久，肾阴无以化生，以致肾阴阳俱虚，并使肾中精气也遭耗损，称为肾阳阴两虚证。当然，肾阴虚日久，亦可合并肾阳虚。这在临床中是相当常见的，医学术语是"阴损及阳"，或者"阳损及阴"。重点是，疾病以阴虚还是阳虚为主导，不能混淆。

主要表现：面色㿠白，形寒肢冷，便溏，呼吸气粗或促，小便清长，浮肿，腰背冷痛伴虚寒。易于感冒，面色苍白或㿠白，腰膝酸痛，疲乏无力，夜尿量多于日尿量，食欲差，皮肤干燥，性功能减退，头昏耳鸣，心悸，失眠，健忘。舌胖嫩，有齿印。舌淡，苔白或腻，或无苔而舌面光，舌红，脉弦细或数。

▷▷▷ **知其所以**

《景岳全书》曰："一损于肺，则病在气息肌腠……五损于肾，则病为骨痿，二便不禁，此先伤于阳，而后及阴，阳竭于下，则孤阴无以独存，不可为也。"《医碥》曰："证本阴虚，若呼吸少气，懒言语，无力动作，目无精光，面色㿠白，乃兼阳虚也。"《症因脉治》曰："有真阴不足，服滋阴药则受虚寒，服温补药又变虚火者，此阴水既竭，阳火亦虚，不耐滋补之死证也；有真阳不足，服温补药则受虚火，服滋阴药不受虚寒者，此阳火既竭，阴水亦亏，不耐温补之死证也。"

第四节

肾虚的成因

中医学认为，肾虚的成因主要包括先天因素、饮食不节、情志因素、年龄因素、劳损过度、慢性疾病累及。

西医学认为，肾病的成因可能是药物滥用、免疫功能紊乱、循环血量不足、肾动脉硬化（如高血压所致）、糖尿病等。赵绍琴先生曾提出"慢性肾病非肾虚论"。

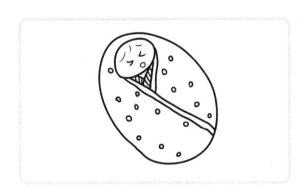

一、先天不足

有人含着"金钥匙"出生，有人含着"宝玉"降世，有人却生来带着肾虚。英国首相丘吉尔就是个早产儿，发育比一般人晚，两岁多才学会说话，早年体质弱，到晚年身体健康状况更差。父母肾精不足，可致子女肾虚。明代汪绮石言："因先天者，指受气之初，父母或年已衰老，或乘劳入房……精血不旺，致令所生之子夭弱。"

▷▷▷ **直面问题**

1. 临床上对于小儿遗尿、鸡胸、龟背等病症，多采用补肾的治疗方法。小儿发育障碍如五迟（立迟、行迟、语迟、发迟、齿迟）、五软（头项软、口软、手软、足软、肌肉软），在中医学中都属于肾虚、禀赋不足的范畴。

2. 现代临床实验表明，肾虚质大鼠表现出体质量下降、毛发不荣、尿量增多及精神状态异常，学习、记忆能力亦明显退化。

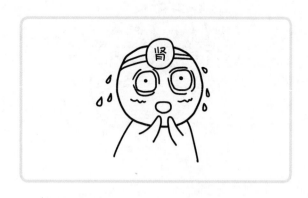

二、情志失调

恐惧的源头在于过度的想象，中医学认为，这也是导致肾虚的元凶之一。战争后遗症的主要表现便是恐惧。古龙小说《圆月弯刀》中有一句话："当一个人不肯承认他害怕的时候，也就是害怕得要命的时候。"所以，我们应该正视恐惧，只要内心强大，就能克服恐惧。

▷▷▷ **直面问题**

1. "恐伤肾"是中医病因学上的认识。《黄帝内经素问·举痛论》云："余知百病生于气也……恐则气下……恐则精却，却则上焦闭，闭则气还，还则下焦胀，故气不行矣。"

2. 现代中医研究认为，"恐伤肾"的病理生理学改变主要是在下丘脑-垂体-性腺轴。

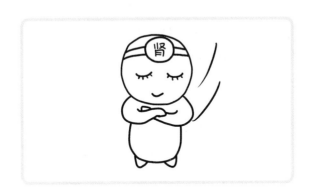

三、房劳过度

中国古代男性三妻四妾，不乏房劳过度之士，明代的"红丸案"、清代的《红楼梦》中，都有这样的人物。中医学认为，生殖之精是肾精的一部分，过于挥霍则耗损"本源"。

▷▷▷　**直面问题**

1. 有人曾对性交后家兔的垂体前叶进行了细胞学研究，发现其嗜碱性粒细胞和嗜酸性粒细胞的染色体均有所改变，显示其垂体前叶功能减低。

2. 有关肾虚证与性生活关系的临床研究分析显示，房事较频繁的人，其肾虚证的发生率远高于对照组。此外，相同年龄的已婚男性较未婚男性肾虚证的发生率明显升高。

四、久病伤肾

久病不愈的时候，因为需要长期与体内的邪气做斗争，消耗了大量的正气，所以称为"久病伤肾"。张景岳言："五脏之伤，穷必伤肾。"故而慢性疾病的患者，需要注意平时的调养维护，不单要和病魔勇敢作战，还需要做好后勤工作。

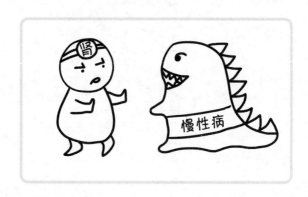

▷▷▷　**直面问题**

1. 华北地区中医肾病研究协作组曾系统地观察了慢性

支气管炎患者的病程与肾虚的关系，发现病程在 5 年以内者，肾虚证占 58.3%；6 ~ 10 年者，占 67.8%；21 年以上者，高达 84.04%。

2. 有临床研究对病程在 8 年以上的慢性支气管炎、支气管哮喘、高血压、冠心病、慢性肝炎、慢性腹泻、慢性肾炎患者进行中医辨证分析，发现肾虚者占 92%；补肾治疗后，有 85% 的患者均获得不同程度的改善。

五、年老体衰

《三国演义》描写神医华佗"童颜鹤发，飘然有出世之姿"，华佗是年老而体不衰的典型代表。当然，现代也有难辨年龄的"冻龄美人"，比如一些大家熟知的大明星。这通常是长期保养或者化妆的结果。众所周知，有两种车子是比较好开的，一种是新车，一种是经常保养的车。

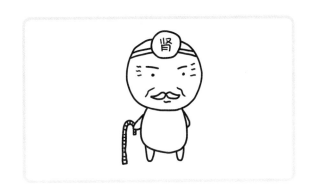

▷▷▷ **直面问题**

1. 《黄帝内经素问·上古天真论》曰："女子七岁，肾气盛，齿更发长；二七而天癸至，任脉通，太冲脉盛，月事以时下，故有子；三七，肾气平均，故真牙生而长极；四七，筋骨坚，发长极，身体盛壮；五七，阳明脉衰，面始焦，发始堕；六七，三阳脉衰于上，面皆焦，发始白；七七，任脉虚，太冲脉衰少，天癸竭，地道不通，故形坏而无子也。""丈夫八岁，肾气实，发长齿更；二八，肾气盛，天癸至，精气溢泻，阴阳和，故能有子；三八，肾气平均，筋骨劲强，故真牙生而长极；四八，筋骨隆盛，肌肉满壮；五八，肾气衰，发堕齿槁；六八，阳气衰竭于上，面焦，发鬓颁白；七八，肝气衰，筋不能动，天癸竭，精少，肾藏衰，形体皆极；八八，则齿发去。"

2. 据调查，95%的老年人存在不同程度的肾虚。俗话说"十肾九虚"就是这个意思。老年人肾虚分为生理性肾虚和病理性肾虚两种：生理性肾虚是由遗传基因控制的自然衰老过程；病理性肾虚则是由疾病等因素导致的肾气虚损过程。但要注意，老年人往往肾虚血瘀证居多。

六、饮食不节

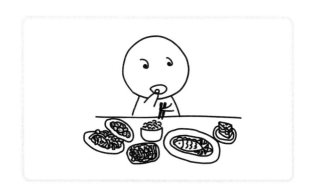

民以食为天，然而，百病皆从口入。饭是吃在肚子里的，应该是和脾胃相关，为啥会引起肾虚呢。因为肾为先天之本，脾为后天之本，肾的日常生活，需要脾胃资助。饮食损伤了脾胃，脾胃的生产能力下降，间接导致肾领的"薪水"也减少。

▷▷▷ **直面问题**

有研究纳入古代文献共 222 处，涉及 50 余种古籍，共发现 44 种食物与男性肾虚明显相关，并可分为 6 类，与蕨叶、蚬和猪脑相关的论述最多。饮食因素导致肾虚与饮食偏嗜、食材生熟、采食时令以及食者的年龄、体质有明显相关性。病机以消损肾阳最多，比例高达 64%；证候以元阳亏虚证为主，共 28 种食物可引起该证型。

第五节

肾虚以外的事儿

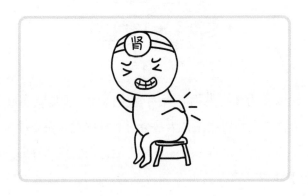

一、肾虚与腰痛

腰痛是一个常见的症状，很多疾病可以导致，比如：骨质增生、腰椎间盘突出症、椎管肿瘤、腰肌劳损、强直性脊柱炎等；肾盂肾炎、肾结石、肾结核；宫颈炎、输卵管炎、盆腔炎、卵巢肿瘤、子宫肌瘤、子宫脱垂等，病因非常多。

其中，中医腰背痛的病因也有湿热、寒湿、血瘀、肾虚之分，肾虚在腰痛病因中只占据一部分，不要过分解读，滥用强腰健肾药物。而肾虚腰痛多数表现为双侧腰背酸软，喜按喜揉，腿膝无力，遇劳则甚，卧则减轻，反复发作。偏阳虚者，则少腹拘急，面色㿠白，手足不温，少气乏力，舌淡，脉沉细；偏阴虚者，则心烦失眠，口燥咽干，面色潮红，手足心热，舌红少苔，脉弦细数。

▷▷▷ **追本溯源**

1. 腰痛还有几种常见的中医辨证分型。

▶▶ 寒湿腰痛：腰部冷痛重着，转侧不利，逐渐加重，每遇阴雨天或腰部感寒后加剧，痛处喜温，得热则减，苔白腻而润，脉沉紧或沉迟。

▶▶ 湿热腰痛：腰髋弛痛，牵掣拘急，痛处伴有热感，每于夏季或腰部着热后痛剧，遇冷痛减，口渴不欲饮，尿色黄赤，或午后身热，微汗出，舌红苔黄腻，脉濡数或弦数。

▶▶ 瘀血腰痛：痛处固定，或胀痛不适，或痛如锥刺，日轻夜重，或持续不解，活动不利，甚则不能转侧，痛处拒按，面晦唇暗，舌质隐青或有瘀斑，脉多弦涩或细数。病程迁延，常有外伤、劳损史。

2. 《景岳全书》记载：丹溪云："诸腰痛不可用参补气，补气则疼愈甚；亦不可峻用寒凉，得寒则闭遏而痛甚。"此言皆未当也。盖凡劳伤虚损而阳不足者，多有气虚之证，何为参不可用？又如火聚下焦，痛极而不可忍者，速宜清火，何为寒凉不可用？但虚中夹实不宜用参者有之，虽有火而热不甚，不宜过用寒凉者亦有之，若谓概不可用，岂其然乎？余尝治一董翁者，年逾六旬，资禀素壮，因好饮火酒，以致湿热聚于太阳，忽病腰痛不可忍，至求自尽，其甚可知。余为诊之，则六脉洪滑之甚，且小水不通而膀胱胀急，遂以大分清饮（茯苓、泽泻、木通、猪苓、栀子、枳壳、车前子）倍加黄柏、龙胆草，一剂而小水顿通，小水通而腰痛如失。若用丹溪之言，鲜不误矣，是以不可执也。

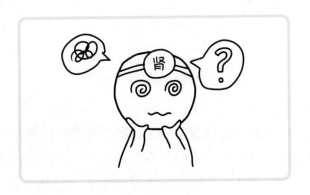

二、肾虚与耳鸣、耳聋

耳鸣、耳聋比较常见，严重影响日常生活和睡眠。其实肾虚耳鸣的确有，不过不多见，更多的是外耳道耵聍、梅尼埃病、耳硬化症、暴聋、中耳炎、噪声损伤，或耳动脉供血不足、自主神经功能紊乱、药物中毒、甲状腺功能异常、神经脱髓鞘病变等所致的耳鸣。中医辨证，则分为风邪外袭、肝阳上亢、痰火郁结、瘀血阻滞、脾胃虚弱、气血两虚、肝肾亏损等类型，因此，肾虚耳鸣的地位也不怎么样，不可盲目补肾。

▷▷▷ **追本溯源**

《证治准绳》：经云：耳者，宗脉之所聚也。故胃中空则宗脉虚，虚则下溜，脉有所竭，故耳鸣。补客主人，手大指爪甲上与肉交者也。又云：上气不足，耳为之苦鸣。补足外踝下，留之。又云：脑为髓之海，其输上在百会，下在风府。髓海不足，则脑转耳鸣。审守其输，调其虚实。又云：液脱者，脑髓消，胫酸，耳数鸣。凡此皆耳鸣之属虚者也。经云：太阳所谓耳鸣者，阳气万物盛上而跃，故耳鸣也。又云：厥阴司天，风行太虚，云物摇动，目转耳鸣。三之气，天政布，气乃时举，民病耳鸣。又云：厥阴之脉，耳鸣头眩。又云：少阳所至为耳鸣，治以凉寒。凡此皆耳鸣之属实者也。王汝言云：耳或鸣甚如蝉，或左或右，或时闭塞，世人多作肾虚治不效，殊不知此是痰火上升，郁于耳中而为鸣，郁甚则壅闭矣。若遇此证，但审其平昔饮酒厚味，上焦素有痰火，只作清痰降火治之。大抵此证多先有痰火在上，又感恼怒而得，怒则气上，少阳之火客于耳也。若肾虚而鸣者，其鸣不甚，其人多欲，当见劳怯等证。

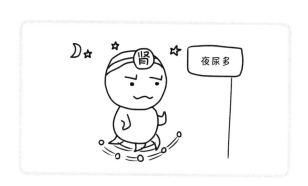

三、肾虚与夜尿多

夜尿多是很多人的难言之隐，不分男女，非常普遍但常被忽视，发病率随年龄的增长而增高，男、女夜尿症患病率年增长率分别为 7.3% 和 3.5%。50～59 岁人群中，约 50% 患有夜尿症。最新研究显示，每晚 ≥ 2 次排尿的夜尿症，在 20～40 岁人群中的发生率为 2%～18%；70 岁以上老年人中，则超过 60%。

中医学认为，脏腑功能衰退，肾气渐虚，不能固摄膀胱，膀胱气化不利，开阖失司，导致夜尿增多；或是因于湿热之邪蕴于膀胱，无以分清泌浊；或是肾水不足，小便量少但频繁；或是肺脾气虚，累及肾。

西医学对夜尿多的认识，其中生理性的原因有人为因素、环境因素，如饮酒、使用利尿药、口服咖啡因等药物、睡前饮水量过多等。还可能是心理因素造成的：失眠患者长期处于精神紧张状态，导致心率加快、有效循环血量增多、夜尿量增多。夜尿多还与年龄有关，随着年龄的增长，肾的重量、血流量日趋减少所致。另外，前列腺增生导致膀胱容量减小，是老年男性夜尿多的常见原因；当然，前列腺肿瘤、糖尿病、尿崩症、高钙血症、低钾血症、甲状腺功能亢进、肾脏疾病、阻塞性睡眠呼吸暂停等也可以导致，故不能轻视。

▷▷▷ **追本溯源**

1. 中医辨证，夜尿多主要有肾气不固、肾阴亏虚、膀胱湿热、肺脾气虚等证型。

▶▶肾气不固证：尿频而清长，或兼尿遗失禁，伴面色
㿠白，头晕耳鸣，气短喘逆，腰膝无力，四肢不温，舌质淡
胖，苔薄白，脉沉细弱。

▶▶肾阴亏虚证：尿频而短黄，伴眩晕耳鸣、咽干口
燥、颧红唇赤、虚烦不寐、腰膝酸软、骨蒸劳热、五心烦
热、盗汗、大便硬结，舌红苔少，脉细数。

▶▶膀胱湿热证：小便频数，尿急尿痛，尿道灼热感，
小便短黄浑浊，口干而黏，小腹胀满，大便秘结，或见发热
恶寒，舌红苔黄腻，脉滑数。

▶▶肺脾气虚证：尿频清长，或伴遗尿失禁，兼见唇淡
口和，咳吐涎沫，头眩气短，形寒神疲，纳减便溏，舌淡苔
白，脉虚弱。

2.《济阴纲目》记载:《大全》云：夫产后小便数者，
乃气虚不能制故也。薛氏曰：前证若因稳婆不慎，以致胞
损，而小便淋沥者，用八珍汤以补气血；若因膀胱气虚，而
小便频数，当补脾肺；若膀胱阴虚，而小便淋沥者，须补脾
肾。一产妇小便频数，时忽寒战，乃属脾肺虚弱，用补中益
气加山茱、山药为主，佐以桑螵蛸散而愈。后患发热晡热，
盗汗自汗，月水不调，用加味逍遥散而安。一产妇患前证，
吐痰发热，日晡作渴，此膀胱阴虚，用补中益气汤及六味丸
而愈。又患痢后小便频数，手足俱冷，属阳气虚寒，用前汤
及八味丸而瘳。

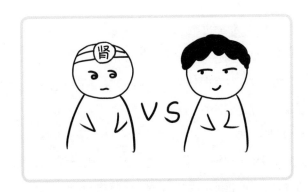

四、肾虚与脱发

　　脱发是属于 90 后的特权吗？当然不是，它是很多人的困扰。脱发与肾虚肯定有关，但关系没想象中那么密切。脱发的原因有许多，有些是遗传因素导致的斑秃，有些是精神压力过大，有些是内分泌因素（比如产后雌激素下降所致的脱发），有些是化学因素（比如染发剂），有些则是感染（比如真菌），有些是营养不良等。最常见的当然还是脂溢性脱发，是由雄激素分泌增多所致。

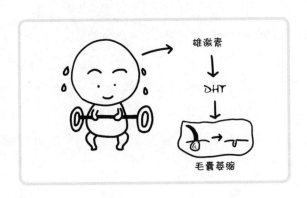

中医辨证脱发分型复杂，目前尚无统一，比如雄激素性脱发的常见分型就有血热风燥、脾胃湿热、肝肾不足、阴虚血瘀等。肾虚型脱发的特点主要在于头发稀少、枯萎、不泽和肾虚的其他症状。

▷▷▷ **追本溯源**

1. 斑秃，中医名"油风脱发"，俗称"鬼剃头"。中医学认为，其病因是血虚不能随气营养肌肤，以致腠理不密，毛孔开张，风邪乘虚侵入，风盛血燥，头发失荣，发枯而脱，此外，与情绪抑郁、劳伤心脾、影响生化之源也有关系。

2. 早秃、脂溢性脱发，中医名"发蛀脱发"，其病因属肾精不足，也与思虑过度、劳伤心脾及阴虚热盛、蕴湿积热、湿热上蒸所致发根不固、稀疏脱落有关。

3.《赵绍琴临证验案精选》言：脂溢性脱发较为难治。大法从血热论治，用凉血化瘀方法。患者须有耐心，并在生活方式上密切配合，主要是清淡饮食，少食油腻肥甘之品，多吃些新鲜蔬菜、水果，不吃辛辣刺激性食物；保证充足的睡眠，不熬夜；并注意增加运动锻炼，保持愉快的心情。如能认真实施，再配合适当的中药内服，是可以收到治疗效果的。

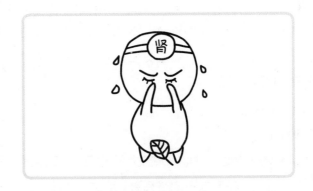

五、肾虚与男性性功能障碍

在南方，太太常给先生炖参汤、王八汤；在北方，男性喜欢食用具有补肾壮阳作用的牛鞭、羊鞭、羊睾丸。"壮阳"，成了提高男性性功能的代名词，也是广大保健品商家常用的宣传名词。而事实上，男性性功能障碍具体分为阳痿、早泄、遗精、性欲降低，病因既有器质性病变，比如高血压、慢性肾衰竭、结核病、营养不良、神经系统肿瘤或炎症、糖尿病、下丘脑 - 垂体病变、肾上腺皮质病变、甲状腺病变、前列腺炎、精囊炎、精阜炎，也有精神因素、药物因素、过量吸烟、饮酒等。

单单男性勃起功能障碍，中医常见的辨证分型有肝郁气滞、湿热下注、脾肾两虚、心肾不交、瘀阻宗脉等，肾虚仅仅有参与，不是独角戏，不是重头戏，所以盲目补肾未必有效，更多是滥补，而滥补则是有害的。

▷▷▷ **追本溯源**

1. 男性性功能障碍常见的中医辨证分型如下。

▶▶ **肾阳虚衰型**：阳痿不举，性欲减退，兼见腰背冷痛，畏寒膝冷，精神萎靡，头晕耳鸣，尿频清长，甚至五更泄泻，阳器冷缩，舌质淡胖，舌苔白，脉沉迟。

▶▶ **肾阴不足型**：阳举不坚，中道萎软，兼见易举易泄，时有遗精，腰膝酸软，耳鸣眩晕，足跟疼痛，溲黄便干，重者潮热盗汗，五心烦热，咽干颧红，舌红苔少，甚至有剥苔或舌面龟裂，脉细数。

▶▶ **肝郁气滞型**：临房不举，睡中自举。兼见抑郁烦闷，情志不悦，胸胁胀满或窜痛，或嗳气太息。舌质淡，苔薄白，脉弦或弦细。

▶▶ **湿热下注型**：阳痿不举，阴茎弛长。兼见会阴胀痛，尿频尿急，尿黄溲臭，大便秘，口黏口苦。舌质红，苔黄腻，脉滑数。

▶▶ **脾肾两虚型**：阳举困难，遇劳加重。兼见气短乏力，腰腿酸软，头晕眼花，纳少腹胀，面色不华，大便溏薄。舌质淡，舌边有齿痕，苔薄白，脉沉细弱。

▶▶ **心肾不交型**：临房不举或乍举乍泄，睡中自举。兼见胆怯多疑，言迟声低，心悸惊惕，夜寐不宁。舌质淡，苔白，脉弦细。

▶▶ **瘀阻宗脉型**：阳痿不举，或举而不坚。可兼见阴部、腰骶或胸胁疼痛，或有相关外伤史，或无明显兼证，仅见舌质紫暗，有瘀斑或瘀点，脉涩，甲床紫暗。

2.《黄帝内经灵枢·邪气脏腑病形》称男性性功能障碍为"阴痿",《黄帝内经素问·痿论》称男性性功能障碍为"宗筋弛纵""筋痿",明代周之干所著《慎斋遗书》始见"阳痿"病名。

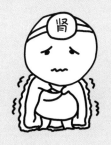

第二章

中医中药与补肾

第一节

中医说肾虚

一、古代医家各论

古代各个时期对肾虚有怎样的理解和看法呢?

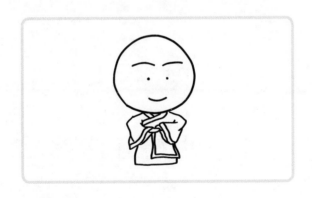

● 先秦两汉时期

战国、秦汉时期最早提及"肾"的是《黄帝内经》。书中对"肾"的描述是这样的:肾为先天之本,主生殖,藏精,也就是说肾精充不充足,要靠父母。父母身体健康强壮,这个孩子生下来就先天充足,身体好,不容易生病;如果父母身体不好,或者母亲怀孕期间吃得不好,睡得不香,情绪又不佳,或者工作太忙,压力太大,或者父母年龄偏大，那么这个孩子生下来可能会比其他孩子的身体要差一些或者差很多，所以有些孩子长得比较瘦小，或者比较容易生病。肾还与生殖有关，肾精充足，身体强壮，生育能力也会比较强，因此，有些男性七八十岁还可以生育。有些人肾精亏虚，中年后就很难再生育，甚至有些人终身无法生育孩子。当然，生育不是完全与肾虚挂钩的，部分另有原因，不能一概而论。

有一天，黄帝和他的臣子岐伯聊天。黄帝问岐伯："为什么人年龄大了以后就不能生孩子了？是老天决定的，还是有其他什么原因呢？"岐伯回答说："对于男人和女人来说，是否能怀孕和生孩子主要是看这个人肾气是否充足，有没有出现肾虚的情况。女人在14岁左右肾气逐渐开始充盈，初潮（也就是月经开始出现），月经来潮后就可以怀孕了；男人在二八（也就是16岁）的时候肾中精气也逐渐充足，开始出现遗精等症状，这个时候的男人就可以使女人怀孕了。随着年龄的增长，女人到了28岁的时候，肾气达到了最充足的巅峰时期，之后便开始走下坡路。男人在32岁时身体最强，肾气最旺盛，之后便逐渐开始衰减，40岁以后开始出现肾虚，肾气逐渐虚弱，慢慢地牙齿开始松动脱落，头发逐渐稀疏变少，从乌黑油亮的黑发逐渐变成花白，直至全白，人体慢慢呈现出逐渐衰老的老年状态。男性性功能减退，性生活次数减少，时间变短，难以使女性受孕；女性在七七（也就是49岁）时，月经逐渐变少直至枯竭，开始绝经，绝经后也就不能再怀孕了。

古人的"七七"和西医学认为的女性 50 岁左右绝经不能再怀孕基本上是差不多的。因此，肾气或者肾精是否充足对于我们来说是很重要的，如果肾虚，会过早出现衰老的迹象，有些人会出现秃顶、牙齿脱落的现象。

黄帝听了岐伯的话后明白了，原来不管男人还是女人，只有在肾气充足的时候才容易怀孕和生孩子，年龄太小时肾气不充不能受孕；年龄太大时，肾气衰竭，同样不容易受孕。当然有些男性身体好，到了六七十岁仍鹤发童颜，所以，仍可以使女性受孕。

▷▷▷　追本溯源

《黄帝内经素问·上古天真论》曰："男不过尽八八，女不过尽七七，而天地之精气皆竭矣。"《难经》中提到："男子以藏精，女子以系胞"。不论《黄帝内经素问》还是《难经》中提到的天癸以及男子的精和女子的胞，其实就是我们现在说的肾精（肾阳和肾阴）和肾气。肾精充足才能有健康强壮的身体，男性才能有生育功能，女性才能受孕。《黄帝内经素问》中讲到，男性在"八八"64 岁，女性在"七七"49 岁左右时，肾中精气逐渐衰竭，体质全面下降，全身脏器功能衰退，进入老年状态。

在这个时期，对肾的功能和肾虚造成的影响的描述还是比较全面的，涉及遗传、生殖、体质等多个方面。

● 隋唐时期

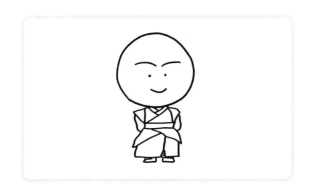

　　巢元方在《诸病源候论》中提到了一种病，也就是现在产科常见的"新生儿黄疸"。巢元方认为，新生儿黄疸产生的主要原因：胎儿在妈妈怀孕期间，妈妈经常吃热性的食物或者妈妈就是实热体质，导致体内有积热，肾的阴阳不能平衡，热气影响到胎儿，新生儿出生后易得黄疸病。这是讲母体在怀孕期间的一些饮食等喜好以及母亲的体质对胎儿有很大的影响，这属于我们现代的优生优育学以及胎教。母亲在怀孕期间的饮食以及身体状况都会对胎儿造成影响。因此，母亲在怀孕期间要注意饮食的营养搭配，荤素相结合，尽量不吃太寒凉的、燥热的食物，也尽量不要吸烟、喝酒，同时怀孕期间要注意休息，劳逸结合。母亲的生活方式会对胎儿的身体发育产生影响。（小儿在胎，其母脏气有热，熏蒸于胎，到生下小儿体皆黄，谓之胎疸也）

　　唐代孙思邈曾遇到一个患者，两足无力，疼痛难忍，活动不便，睡眠差，胃口差，精神差。孙思邈认为，这是脾肾不足、下焦虚寒所致，给患者服用了补肾温阳的中药，并用羊肾作为药引。取汁煎药服用了一段时间后，患者可以下地走路。（医案：两足无力，疼痛痹着，活动不便，胸中烦热，心悸怔忡，睡眠不酣，食少无味，小便频数而欠，精神困疲。此下焦虚冷，风虚劳损所致。治用：黄芪、甘草、芍药、麦冬、人参、肉苁蓉、干地黄、赤石脂、茯神、当归、远志、肉桂、五味子、白羊肾等二十三味。）

宋金元时期

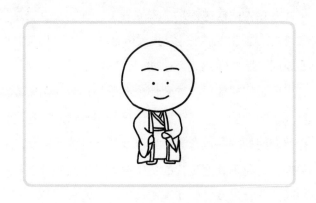

金代刘完素在他的《素问病机气宜保命集》中提到一个患者，这个患者从小缺乏营养，又长期从事重体力劳作，等到他年龄大的时候，腿脚无力，不能行走。后来病情越来越严重，甚至连床也下不了。患者家属找到刘完素请他治疗，他看了患者后认为是肝肾亏虚引起的，给患者服用了牛膝丸（酒浸牛膝和肉苁蓉，盐炒杜仲、菟丝子、猪腰子等）——补肾强筋骨的药丸，用酒送服。服用一段时间后患者腿脚逐

渐恢复力气，可以下床简单地活动。（治久劳肝肾虚损，骨痿不能起于床，筋缓不能收持，故宜益精缓中，予以牛膝丸服用而愈）

　　元代朱丹溪在《格致余论》中说：人到了五十岁以后，也就是过了中年进入老年后，气血逐渐不足，脏腑功能开始下降，不但容易出现各种疾病，身体也逐渐衰老。到六七十岁以后，阴阳气血都会衰减，人体的肾精越来越亏虚，阴阳不能协调，脏腑气血功能日益下降，慢慢地呈现出一派衰老的状态。所以，人随着年龄的增加，会逐渐衰老，身体变差，这是自然规律。延缓衰老、延长寿命——这是很多人的愿望，也是很多皇帝的梦想！秦始皇派人寻找长生不老药，目的也是想长寿。只有找到引起衰老的原因，针对性地去改善，才能达到延缓衰老、延年益寿的目的。

　　有些生完小孩后的产妇，出现膀胱损伤或者破裂，从而导致小便淋漓不尽，严重影响生活质量。古代没有进行膀胱修补手术的条件，朱丹溪认为这是产后气血亏虚、脾肾不足所致，应该补气血、健脾补肾，用动物的膀胱和中药一起服用，产妇服用一个多月后损伤的膀胱就自我修复了。

● 明清时期

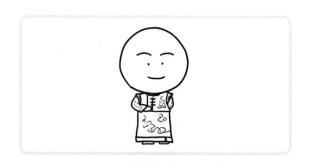

　　明代王銮的《幼科类萃》中提到人的先天禀赋应该就是先天之精，也就是我们经常说的肾精。一般来说，在胎儿时期，如果父母的身体强健，体质好，那么孩子会遗传父母强健的体魄，出生后身体也会比较健康，很少生病；如果父母体质偏差，生出的孩子体质也会比同龄的孩子差，经常容易生病。这些观点与现代的优生和遗传学理论相类似，孩子先天体质的强弱是与父母的基因密切相关的。

　　明代提倡命门学说，认为肾就是命门，张景岳提出："两肾皆属命门，故命门者，为水火之府，为阴阳之宅，为精气之海，为生死之窦。"肾是人体阴阳的根本，人体的精气都存储在肾中；肾对于人体十分重要，张景岳认为是生死之窦，这与现代理论有相同之处。如果肾功能衰竭了，身体的状况会差。同时有些医家提出肾强壮与否，与人的衰老有密切的关系。

　　有一个 40 岁左右的患者，长期伏案工作，积劳成疾，饭量日渐减少，整天无精打采，容易受到惊吓，而且经常失眠，整晚不能睡眠，每晚要起来小便好几次，小便呈白色浑浊的米汤水样。张景岳认为，这是消渴病，采用脾肾双补、标本兼治之法。服用一段时间中药后，患者精神好转，睡眠正常，饭量增加，身体好转。

▷▷▷ 追本溯源

《景岳全书·杂证谟》曰："省中周公者，山左人也，年逾四旬，因案牍积劳，致成羸疾，神困食减，时多恐惧。自冬春达夏，通宵不寐，凡半年有余。而上焦无渴，不嗜汤水，或有少饮，则沃而不行。然每夜必去溺二三升，莫知其所从来。且半皆如膏浊液，尪羸至极，自分当死。及予诊之，幸其脉犹带缓，肉亦未脱，知其胃气尚存，慰以无虑，乃用归脾汤去木香及大补元煎之属，一以养阳，一以养阴，出入间用。至三百余剂，计人参二十斤乃得痊愈。"

虞抟的《医学正传》提出"两肾固为真元之根本，性命之所关，虽为水脏，而实有相火寓乎其中，象水中之龙火，因其动而发也。愚意当为两肾总号命门""肾气盛则寿延，肾气衰则寿夭"，意思就是肾强壮，寿命就会比较长；肾虚则容易早衰，寿命也会比较短。

叶天士在其书籍中较多地论述了肾与衰老的关系，认为肾虚是衰老的主要原因，如果能够改善肾虚，则衰老也会较晚来临。"男子向老，下元先亏""高年下焦根蒂已虚"，这里提到的"下焦"指的就是肾，"下焦虚"也就是肾虚，年龄越大，肾虚就越明显，症状也就越重。

明代王圻《三才图会·养肾法言》中提到"肾于诸脏为最下，属水藏精，盖天一生水，乃人生身之本，立命之根也。"这里提到的"天一"，现代人从《河图》中"天一生水，地六成之"，推断出"天一"为正北方，属水，水性属寒，寒气通于肾，肾藏精，为先天。"天一"就是指肾。而王圻认为肾在人体的最下方，性质属水，肾还藏精，肾是人体生命的根本，因此，肾对人体来说是很重要的。

清代刘耀先在他的书籍《眼科金镜》中提到一个因为房事过多导致肾虚，从而提前出现了白内障的病例。这个男性患者，年龄不太大，但因为不节制性欲，房事太多，损伤了肾，出现肾虚的症状；久而久之发展成为白内障，看东西都不太清楚了。刘耀先根据患者的情况，给他服用了益阴肾气丸（山茱萸、淮山药、当归、茯苓等），每日服用，并要求患者节制性生活。服用了一段时间中药后，患者肾虚症状缓解，看东西也清楚了许多。

二、现代医家各论

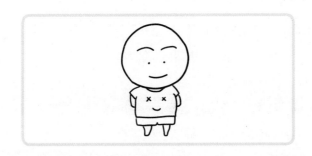

有学者研究发现，现代人群中，30～40岁肾虚者约占50%，40～50岁肾虚者占65%～70%，50岁以上高达90%。肾为先天之本，主管人类生长、发育、生殖和衰老的过程。在我国，随着老龄化社会的来临，如何延缓衰老，成为全国人民关注的热点话题。如果找到恰当的补肾方法或者药物，不仅可以改善人们的身体状况，还可以延缓衰老，"留住青春的尾巴"，达到延年益寿的目标。

补肾目前已经成为全民的头等大事，电视、报纸等到处都在强调补肾对于男性和女性的重要性。恍惚间觉得，似乎全民都肾虚，补肾似乎对于成年人来说是非常重要的一件大事。如果不注重补肾，男人则雄风不振、脱发、早衰，女人则性冷淡、过早闭经、脱发、容颜衰老等。因此，不论男女，都要积极补肾，延缓衰老，保持青春。

从20世纪50年代末开始，人们开始关注肾，对肾虚的研究越来越多。中医、西医对肾本质的研究一直在进行。肾是五脏中的一脏，肾功能涉及的方面是最多、最广的。目前中医、西医对肾的研究总的概括起来包括肾阳虚的研究、肾虚对衰老影响的研究、肾精和干细胞的研究这三大方面。

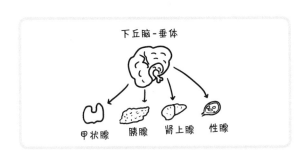

　　肾阳虚的研究主要定位在下丘脑，认为下丘脑-垂体-肾上腺皮质功能紊乱是导致肾阳虚的主要因素，同时也与甲状腺、性腺有关。因此，研究者们用老鼠造成肾阳虚的模型，通过多种方法（各种经典的方剂，有补气血的、健脾的、补肾的等）干预，发现只有补肾的中药方，才能改善肾阳虚老鼠模型的下丘脑-肾上腺皮质功能。所以，总结出温补肾阳的中药可以改善肾阳虚的症状，治疗肾阳虚引起的哮喘、多囊卵巢综合征、不孕不育等疾病。

　　肾虚对衰老影响的研究主要是通过对不同年龄的老鼠，取出和肾虚有关的一些脏器组织，比如下丘脑、垂体、肾上腺、骨、肝、肾等组织，通过基因检测建立量化的数学模型。然后利用这些数据分析肾虚和衰老之间的关系，最终确认肾虚的老鼠衰老得比较快。

　　肾精和干细胞的研究也是通过对不同年龄组的老鼠的研究，尤其是脑部海马神经干细胞数量的增加和减少，得出干细胞的多少可以代表肾精是否亏虚。并通过给予补肾的一些中药是否保护肾上腺皮质的功能、增加干细胞数量，来印证补肾的中药是否可以补充肾精，治疗肾虚，延缓衰老。

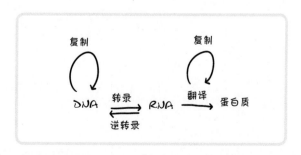

除了这三方面的研究，还有一些其他研究。有学者认为，肾精其实就是DNA，从分子遗传学角度来说：生命的发展过程就是DNA-RNA-蛋白质合成代谢的过程。人到老年后DNA复制、RNA转录减少，肾气逐渐衰退，总的蛋白质合成随着年龄的增加而逐渐减少，所以老年人骨质疏松，韧带老化，身体柔韧性减退，行动不便，甚至不小心崴脚就会骨折。小孩身体柔韧性好，筋骨弹性好，每天蹦蹦跳跳，很少出现骨折的情况。

还有学者认为，肾气是否充足对生长发育有重要的影响，这种影响可以从人体的一种微量元素——锌看出。现代研究发现，锌含量在儿童期、壮年期是随着年龄的增长而逐渐增加的；到中年以后，随着年龄的增加呈现出逐渐下降的趋势。锌是DNA复制以及RNA转录必不可少的重要元素，锌影响细胞的分裂增殖等功能。因此，肾气不足则锌含量不足，进而影响人体的生长发育。

肾与遗传学以及优生优育的关系。通过惊吓受孕的母鼠，检测其生育的子鼠，发现受惊吓母鼠所产的子鼠免疫功能会出现异常，而且胸腺、脾等免疫器官出现了萎缩，证明受惊吓母鼠的生殖能力下降，生育的子鼠脏器以及身体等都出现问题，并以此推断和印证了我们现代怀孕前对父母双方进行孕前常规检查是非常必要的。从优生优育学角度，要求怀孕期间母亲尽量保持心情愉快、身体健康、规律作息是合理的，这样生育出的孩子才能身体健康，并且还可以大大地减少先天残疾儿童的出生，减轻家庭、社会的压力和负担，保证家庭和谐，社会稳定。

现代医家岳美中认为，"人之衰老，肾脏先枯，累及诸脏"。因此，要想延缓衰老，首先就要注重补肾，延缓肾虚的进程，才能达到面容年轻、身体强健、延年益寿的目的。

北京中医药大学王琦院士认为，肾虚包括肾阴虚和肾阳虚，补肾不仅要补肾阳，还要补肾阴。补肾阳的药物如附子，具有补火助阳、回阳救逆、散寒止痛的作用。王琦院士认为，附子补阳的作用尤其强，对于肾虚引起的阳痿、早泄等的治疗效果是非常好的，更偏向于治疗男性肾阳不足所致的一些疾病。治疗肾阴虚的药物主要有熟地黄和女贞子。王琦院士认为，熟地黄主要是补肾中元气，可以补五脏的真阴，还有填精、养血的作用；女贞子平补肝肾，强壮腰膝，乌头发，明耳目。这两种药物是治疗女性肾虚的药物。

罗跃东主任用补肾活血法治疗多例老年性疾病，其中有一个患者年近七旬，患有糖尿病肾病，出现了面色发黄、腰腿酸软无力、精神倦怠、四肢偏凉等症状。罗主任认为，患者是糖尿病日久，出现脾肾两虚，用了党参、茯苓、黄芪、杜仲、巴戟天、当归、牛膝、丹参等中药，前后服用了近30剂中药，症状基本全部消失。

陈宝贵教授用补肾散寒活血法治疗多例下焦虚寒证，其中有一位30多岁的女性，因为月经不调，面色晦暗伴有色斑，而且未避孕2年也没有怀孕。陈教授诊断为月经不调、不孕，属于下焦虚寒，瘀血内阻。用了桂枝、乌药、益母草、红花、艾叶、杜仲等中药，前后一共服用3个多月中药，患者在 3 个月后怀孕。

朱名宸教授，在 2016 年用补肾祛瘀法治疗了 1 例慢性盆腔炎患者。当时患者快 30 岁了，出现左下腹疼痛反复发作 1 年多，再次出现疼痛时找到了朱教授，根据患者月经量少、全身乏力、腰腿酸软等症状，诊断为慢性盆腔炎肾虚血瘀证，给以滋补肾阴的中药如鳖甲、泽泻、菟丝子等，服用 1 个月以后症状消失。

上面的各种论点，从西医和中医的角度研究了肾虚与遗传、优生优育、衰老以及长寿的关系。那么补肾阳的食物有哪些呢？众所周知的有羊肉、狗肉、河虾、鹿肾、鹿肉、鹿血、韭菜、胡桃、蚕蛹、鸽子肉、动物的腰子（肾）、牛（马、猪）鞭等。补肾阳的药物有人参、首乌、锁阳、紫河车、巴戟天、沙苑子、鹿茸、淫羊藿、肉苁蓉、黑豆衣等。

男性肾虚的表现：阳痿早泄。女性肾虚的表现：宫寒不孕，经少或者闭经，更年期提前。男女共有的表现为腰酸腿软、腹泻、失眠、脱发等。

有些人认为，补肾就是吃人参、锁阳、肉苁蓉等，其实中医药是讲究君、臣、佐、使配伍和剂量的。如果不懂中医的方剂就胡乱补肾，不光不对证，吃进去的也无法消化吸收，甚至有可能会使病情加重。总结起来，现代人错误的补肾方法主要有以下几个方面。

1. 胡乱吃各种壮阳的保健品 认为补肾就是壮阳，长期大量吃各种壮阳的保健品，其实保健品相当于食品，不能作为药物的替代品进行治疗。

2. 透支型补肾 希望立竿见影，恨不得三五天就能补好；服用某些中成药或者西药。这样随便的服用这些药品，其实是过早或者过度地透支了肾的功能，所起的效果是短时的。长此以往，不仅肾虚不能逐渐改善，反而会造成人体内分泌功能紊乱，肾虚会越来越严重，衰老会提前到来。

肾虚有些是先天不足造成的，有些是长期劳累造成的；所以，千万不要急于求成而乱用成分不明的壮阳药物，或者随便大量进补各种药材。补肾需要根据个人的实际情况慢慢进行，达到真正改善肾阴虚或肾阳虚、延缓衰老和延年益寿的目的。

另外，还要找到肾虚的病根，针对性地补肾。房事过多的人，应该避免房劳过度，节制性欲，年轻人避免过度手淫；注意饮食营养和荤素搭配；适当锻炼，劳逸结合。早期有效地采取药膳或者中药调补人体的阴阳、气血以及脏腑功能，才能正确地补肾，预防早衰，真正做到延缓衰老。

第二节

补肾常用中药

一、补肾中药的源流

说起补肾，源远流长，特别是补肾的中药，古人在漫长的岁月中，经过不断地摸索和总结，发现了不少能够补肾的方法和药物。在医疗条件和水平都比较落后的情况下，这些方法和药物为保障人民的健康、提高人民的生活质量发挥了应有的作用。大部分方法和药物还沿用至今，而且效果非常突出。

学习补肾的常用中药，并能运用到我们的生活当中，必须先简单地了解一下肾的功能和特性。

肾的功能

肾属于五脏之一，其功能如下。

1. 主藏精　对精气具有闭藏作用。故《黄帝内经》说："肾者主蛰，封藏之本，精之处也"。肾所藏之精气，来源有二：一者为"先天之精"；一者为"后天之精"。而肾中精气又概括为肾阴和肾阳两个方面。

肾阴——对机体各个脏腑组织起着滋养、濡润的作用。

肾阳——对机体各个脏腑组织起着推动、温煦的作用。

2. 主水液　肾的气化功能对人体内津液的输布和排泄、维持代谢平衡有重要的调节作用。

3. 主纳气　纳，即固摄、收纳的意思。肾主纳气，即指肾有摄纳肺所吸入的清气，防止呼吸表浅，以保证体内、外气体正常交换的作用。故说："肺为气之主，肾为气之根。"

肾的五行属性及其与自然界、人体的关系

自然界和人体的五行属性表

自然界						五行	人体						
五味	五色	五化	五气	五方	五季		五脏	五腑	五官	五体	五志	五声	五音
酸	青	生	风	东	春	木	肝	胆	目	筋	怒	呼	角
苦	赤	长	暑	南	夏	火	心	小肠	舌	脉	喜	笑	徵
甘	黄	化	湿	中	长夏	土	脾	胃	口	肉	思	歌	宫
辛	白	收	燥	西	秋	金	肺	大肠	鼻	皮毛	悲	哭	商
咸	黑	藏	寒	北	冬	水	肾	膀胱	耳	骨	恐	呻	羽

从表中可以看出，肾五行属水，五味属咸，五色属黑，五志属恐。

因此，结合日常的保健和用药，总结如下。

1. 恐则伤肾　指大恐对肾有损伤，可出现骨痿、滑

精、小便失禁等。《黄帝内经素问·五运行大论》曰："其志为恐，恐伤肾，思胜恐。"

2. 肾的五味　肾在五味之中属于"咸"。因此，有补肾作用的中药饮片炮制时，一般都加入盐，以增加其补肾的作用。

3. 肾的五色　肾在五色之中属于"黑色"。所以，大家会发觉，补肾的中药一般颜色比较深沉，甚至偏向黑色。例如：巴戟天、杜仲、制首乌、沙苑子、仙茅、桑寄生、补骨脂、肉苁蓉、菟丝子等。

二、补肾中药的分类

我们知道，肾虚分为肾阳虚和肾阴虚。对应地，补肾中药也分为温补肾阳药和滋补肾阴药。因此，但凡服用补肾中药，一定要分阴阳、辨虚实，不能一概而论。

温补肾阳药

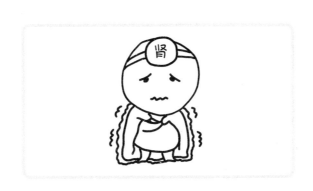

［性能特点］本类药物味多甘、辛，咸，药性多温热。

［功效］补肾壮阳，能补一身之元阳。

［适应范围］主要用于肾阳不足，畏寒肢冷，腰膝酸软，性欲淡漠，阳痿早泄，精寒不育或宫冷不孕，尿频遗尿；脾肾阳虚，脘腹冷痛或阳虚水泛水肿；肝肾不足，经血亏虚之眩晕耳鸣，须发早白，筋骨痿软，或小儿发育不良，囟门不合，齿迟行迟；肺肾两虚、肾不纳气之虚喘以及肾阳亏虚、下元虚冷、崩漏带下等证。

滋补肾阴药

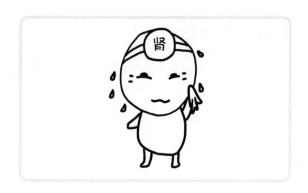

［性能特点］本类药的性味以甘寒为主。

［功效］具有滋补肾阴的作用，兼能润燥。

［适应范围］主要用于腰膝酸痛，头晕耳鸣，失眠多梦，潮热盗汗，咽干颧红，五心烦热，齿松发脱，形体消瘦。小便短涩，大便干结，舌红少津，脉细数。男子兼见阳强易举，遗精早泄；女子经少或经闭、崩漏等。

三、温补肾阳药

冬虫夏草

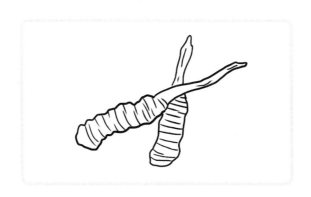

1. 药物概况

冬虫夏草记载于《本草从新》，中华三大名贵药材之一（另外两大药材是补气的人参和补肾的鹿茸），主要功效是补肺益肾，虽然是补阳药，实则是少有的阴阳双补之佳品。因为疗效确切，而且品种越来越稀少，所以价格不断攀升。

2. 药物故事

传说，武则天和乾隆皇帝都曾服用冬虫夏草医好了身上的顽疾；《聊斋志异》的作者蒲松龄除了擅长写小说，还精通医道，他曾写过一首诗来赞叹冬虫夏草：

冬虫夏草名符实，变化生成一气通。

一物竟能兼动植，世间物理信无穷。

3. 药物性能

［来源］麦角菌科真菌冬虫夏草菌寄生在蝙蝠蛾科昆虫绿蝙蝠蛾幼虫体上的子座与虫体的复合体。

［产地］主产于青海、西藏、四川、云南、甘肃和贵州等省及自治区的高寒地带和雪山草原。

［性味］甘、温；归肺、肾经。

［功效］益肾补肺，止血化痰。

［用法用量］煎服，5～15克。也可入丸、散。

［使用注意］有表邪者不宜使用。

4. 药物应用

《药性考》记载冬虫夏草："味甘性温，秘精益气，专补命门。"

▶▶ 用于阳痿遗精、腰膝酸痛。本品有益肾补阳的功效，可以单用浸酒服用，也可与杜仲、淫羊藿、巴戟天等补肾助阳药配成复方应用。

▶▶ 用于久咳虚喘、劳嗽痰血。本品既补肾阳，又益肺阴，且可止血化痰，可单用或与其他补益肺肾药同用。如肺阴不足，劳嗽痰血，当与沙参、阿胶、川贝母等养阴清肺、止血化痰药同用。

▶▶ 此外，还可用于病后体虚不复或自汗畏寒，可以与鸡肉、鸭肉、猪肉等炖服。

鹿茸

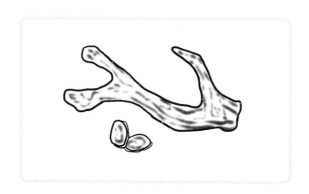

1. 药物概况

鹿茸记载于《神农本草经》。雄鹿的嫩角没有长成硬骨时，带茸毛，含血液，称为鹿茸。鹿茸属于名贵中药，常用于滋补强身。

2. 药物故事

很久以前，有人上山打猎，打死了一头小鹿，扛回去给大家一起分享。无意之中放入鹿角一起熬汤，喝了汤的人身体强壮了许多。以后，人们反复试了几次，证明嫩鹿角确实有滋补身体的功效。因为嫩鹿角上长有很多茸毛，大家就把这种大补药叫作鹿茸了。

3. 药物性能

［来源］鹿科动物梅花鹿或马鹿的雄鹿未骨化密生茸毛的幼角。

［产地］主产于吉林、黑龙江、辽宁、内蒙古、新疆、青海等地。

［性味］甘，咸，温；归肝、肾经。

［功效］补肾阳，益精血，强筋骨，调冲任，托疮毒。

［使用注意］①宜从小量开始，缓缓增加，不可骤用大量，以免阳升风动，头晕目赤，或伤阴动血；②凡发热者忌用本品。

［用法用量］1~2克，研末吞服，或入丸散。

4. 药物应用

《神农本草经》记载鹿茸："主漏下恶血，寒热惊痫，益气强志，生齿不老。"

《本草纲目》记载鹿茸："生精补髓，养血益阳，强筋健骨。治一切虚损，耳聋目暗，眩晕虚痢。"

▶▶用于肾阳虚衰、精血不足证。本品可壮肾阳，益精血，单用或配入复方。

▶▶用于肾虚骨弱、腰膝无力或小儿五迟。本品可补肾阳，益精血，强筋骨，多与五加皮、熟地黄、山茱萸等同用。

▶▶用于妇女冲任虚寒、崩漏带下。本品可补肾阳、益精血而兼能固冲任、止带下，与海螵蛸、龙骨、川续断等同用。

▶▶用于疮疡久溃不敛、阴疽疮肿、内陷不起。本品可补阳气、益精血而达到温补内托的目的，常与当归、肉桂等配伍。

蛤蚧

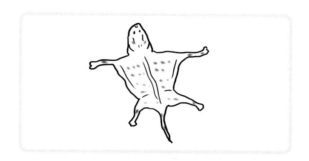

1. 药物概况

蛤蚧记载于《雷公炮炙论》。蛤蚧是陆栖爬行动物，又名大壁虎、仙蟾，我国自西汉起，对其入药就有详细记载，是比较常用和名贵的补阳平喘药。

蛤蚧是广西的道地药材，而且，用它作主料做成的各种菜肴都具有大补的功效。

2. 药物故事

蛤蚧，相貌平平无奇，传说却拥有着不离不弃的美丽忠贞爱情。它们一般不单独行动，觅食也在一起，夫妻一人一半分而食之。当它们俩有一方失踪，另一方会四处寻觅，如果找不到对方，另一方也不苟活。他们会选择在太阳下将自己晒死，或者碰死。如果是有一方被人关起来，那另一方会想方设法地找到那个地方，与它的爱侣守候在一起，即使它知道那是个陷阱。

3. 药物性能

［来源］壁虎科动物蛤蚧除去内脏的全体。

［产地］主产于广西龙津、大新、百色、容县等地。云南、福建、广东等省亦产，其他地区有人工养殖。

［性味］咸、平；归肺、肾经。

［功效］补肺气，定喘嗽，助肾阳，益精血。

［使用注意］①《本草纲目》记载："药力在尾，尾不全者不见效"，因此，使用蛤蚧时必须身体完整入药。②《本草纲目》记载："入药须雌雄两用，或云阳人用雄，阴人用雌"。因此，蛤蚧入药时最好一对入药，不能单只。③风寒或实热咳喘忌服。

［用法用量］煎服，5～10克；研末每次1～2克，每日3次；浸酒服用1～2对。

4. 药物应用

《本草纲目》记载蛤蚧："补肺气，益精血，定喘止嗽，疗肺痈、消渴，助阳道。"

《海药本草》记载蛤蚧："疗折伤，主肺痿上气，咯血咳嗽。"

▶▶ 用于肺肾两虚气喘咳嗽，虚劳咳嗽。本品常与贝母、紫苑、杏仁等同用。

▶▶ 用于咯血。本品常与麦冬、款冬花、胡黄连等同用。

▶▶ 用于肾虚阳痿、遗精。本品常与山茱萸、五味子、补骨脂等同用。

▶▶ 用于小便频数。本品常与桑螵蛸、人参、鹿茸等同用。

▶▶ 用于消渴。本品常与党参、山药等同用。

蛤蟆油

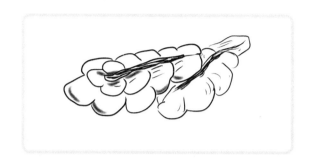

1. 药物概况

蛤蟆油记载于《神农本草经》，以前特指雪蛤油、林蛙油，现在泛指各种蛙油。

2. 药物故事

清朝时期，蛤蟆油就已被誉为"八珍之首"的上等宫廷贡品，这是为何呢？传说，有一小女，误服仙果而怀孕，生下一子，取名"大罕"（即为努尔哈赤）。她经常给儿子服用哈士蟆、人参、灵芝等珍贵药材，因此大罕长得特别强壮。后来他说服百姓，统一部落，日渐强大，终于打败大辽，建立金国，建都于图阿拉城（今辽宁新宾永陵）。努尔哈赤得天下后，不忘祖训，将哈士蟆油列为宫廷贡品。焖蛤士蟆列为满汉全席的一道名菜。

3. 药物性能

[来源] 脊索动物门两栖纲蛙科动物中国林蛙（蛤士蟆）的干燥输卵管。

[产地] 主产于东北各地，以吉林的产品为最佳，均系

野生。

　　[性味]甘、咸、寒；归肺、肾经。

　　[功效]补肾益精，养阴润肺。

　　[使用注意]外感初起及食少便溏者慎用。

　　[用法用量]煎服，3~10克；或入丸、散。

4. 药物应用

《神农本草经》记载蛤蟆油："主邪气，破癥坚、血痈肿，阴疮，服之不患热病。"

　　▶▶用于病后体虚、盗汗神衰。本品甘平补益，咸以入血，归肺、肾二经，善能补益肺肾之精血，有强壮体魄、补虚扶羸之能，可与党参、白术、黄芪、阿胶等同用。

　　▶▶用于劳嗽咯血。本品补肺益肾，用治肺肾阴伤，劳嗽咯血，与人参、蛤蚧、熟地黄、胡桃肉等同用。

◎ 海马

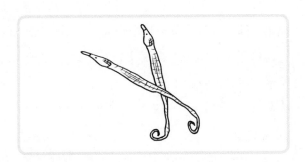

1. 药物概况

海马记载于《本草拾遗》。海马属于名贵的中药品种，因头呈马头状而与身体形成一个角而得名,《本草纲目》记之:"是鱼虾类也。状如马形,故名。"

2. 药物故事

传说,海马本来是在陆地生活的,有一天玩耍的时候被暴雨卷进了大海,它拼命地想往岸上游,却因为身体头重脚轻,怎么游都不能上岸。就这样,它一直生活在海里,从一匹高头大马慢慢变成了海里的一条小虫。

3. 药物性能

[来源]海龙科动物线纹海马、刺海马、大海马、三斑海马或小海马(海蛆)的干燥体。

[产地]主产于广东沿海的阳江、潮汕一带,山东烟台、青岛等地。辽宁、福建等沿海地区亦产。

[性味]甘,温;归肝、肾经。

[功效]补肾壮阳,调气活血。

[使用注意]孕妇及阴虚火旺者忌服。

[用法用量]煎服,3~9克。外用适量,研末敷患处。

4. 药物应用

《本草品汇精要》记载海马:"调气和血。"

《本经逢原》记载海马:"阳虚多用之,可代蛤蚧。"

▶▶ 用于阳痿、遗精、遗尿。本品用治肾阳亏虚、阳痿不举、肾关不固、遗精遗尿等证,常与鹿茸、人参、熟地黄等配伍应用。用治夜尿频繁,则可与枸杞子、大枣等同用。

▶▶ 用于肾虚作喘。本品用治肾阳不足、摄纳无权之虚喘,常与蛤蚧、胡桃肉、人参、熟地黄等配伍。

▶▶用于癥瘕积聚、跌打损伤。本品用治气滞血瘀，聚而成形之癥瘕积聚，每与木香、大黄、巴豆等同用；用治气血不畅，跌打瘀肿，可与血竭、当归、川芎、乳香、没药等配伍。

▶▶用于疔疮肿毒。本品用治气血凝滞、荣卫不和、经络阻塞、肌肉腐溃之疮疡肿毒、恶疮发背，可与穿山甲、水银、朱砂等配伍。

◎ 海狗肾

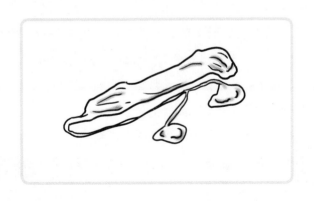

1. 药物概况

海狗肾记载于《药性论》。海狗肾，又名腽肭脐，来自海豹的阴茎和睾丸。目前在全世界属于二级保护动物，因其产量极其稀少，效果显著，是传统的名贵中药。

2. 药物故事

据闻，明朝的首辅名臣张居正对社稷大有贡献，关于他的死因却是众说纷纭。其中，有一说是因为纵欲过度，每天必吃壮阳补药"海狗肾"，最终得了热病而亡。故事是否真实有待考究，但从侧面说明了"壮阳之物，非对证不可用之"。

3. 药物性能

［来源］海狗科动物海狗或海豹科动物海豹的雄性外生殖器。

［产地］主产于我国渤海及黄海沿岸，如辽宁的锦西、兴城、大连等地。均为野生。

［性味］咸，热；归肾经。

［功效］暖肾壮阳，益精补髓。

［使用注意］阴虚火旺及骨蒸劳嗽等忌用。

［用法用量］研末服，每次 1～3 克，每日 2～3 次；入丸、散或泡酒服。

4. 药物应用

《日华子本草》记载海狗肾："益肾气，暖腰膝，助肾阳。"

▶▶用于阳痿精冷、精少不育。本品性热壮阳，常与人参、鹿茸、附子等药同用，以增强壮阳散寒、暖肾益精之效；本品配伍鹿茸、紫河车、人参同用，治疗精少不育之证。

▶▶用于肾阳衰微、心腹冷痛。本品长于补肾壮阳，用治肾阳衰微，下元久冷，虚寒攻冲，心腹冷痛。可配伍吴茱萸、甘松、高良姜等同用。

● 附：黄狗肾

　　黄狗肾为哺乳动物犬科黄狗的阴茎和睾丸，又名狗鞭，味咸性温，归肾经。具有壮阳益精的功效，用治肾阳不足，阴精亏虚所致阳痿宫冷、健忘耳鸣、神思恍惚、腰酸足软等。常与鹿茸、肉苁蓉、淫羊藿等药同用。本品入药研粉冲服或入丸、散剂服用。用量 1～3 克。因本品温热助阳，故阴虚火旺者不宜单用本品。

◎ 紫河车

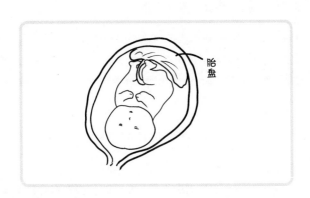

胎盘

1. 药物概况

　　紫河车记载于《本草拾遗》。紫河车是常用名贵的补阳药之一，是人的胎盘经加工而成，又称为"胞衣"，我国自古就把紫河车列为滋补上品。它能从根本上调理身体功能，激活体内细胞再生功能，使人精力旺盛，青春焕发。

2. 药物故事

　　关于紫河车的名字，《本草纲目》记载："天地之先，阴阳之祖，乾坤之橐龠（橐龠——古代鼓风吹火用的器具，此喻肺主气、司呼吸、调节气机的功能），铅汞之匡廓，胚胎将兆，九九数足，我则乘而载之，故谓之河车。其色有红、有绿、有紫，以紫者为良。"

据说，慈禧中年之后常用之以养颜，故容颜不老。西方宫廷也有服用紫河车的记载。

3. 药物性能

［来源］健康人的胎盘加工品。

［性味］甘、咸、温；归肺、心、肾经。

［功效］补肾益精，养血益气。

［使用注意］①有实邪者忌用；②阴虚火旺者不宜单用。

［用法用量］研末装胶囊服，1.5～3克，也可入丸、散。如用鲜胎盘，每次半个至一个，水煮服食。

4. 药物应用

《本草纲目》记载紫河车："其滋补之功极重，百发百中，久服耳聪目明，须发乌黑，延年益寿""治男女一切虚损劳极，癫痫失志恍惚，安心养血，益气补精。"

▶▶用于阳痿遗精、腰酸、头晕耳鸣。本品用于肾气不足，精血亏虚，阳痿遗精，腰酸，头晕耳鸣或不孕。可与黄精、党参、干地黄、当归等药同用。

▶▶用于气血不足诸症。本品用于气血不足，消瘦少食，体倦乏力，或产后乳少。治疗气血不足，可与大枣、枸杞子同用；治疗产后少乳，可用本品研成细末，然后猪蹄汤送服。

▶▶用于肺肾两虚之咳喘。本品用于肺肾两虚，喘息短气。可用本品与冬虫夏草同炖服。

🔘 肉苁蓉

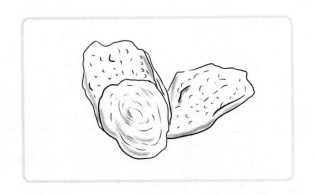

1. 药物概况

肉苁蓉记载于《神农本草经》。肉苁蓉生长于荒漠之中，性温，具有补肾阳的功效。《本草纲目》谓之："此物补而不峻，故有从容之号。从容、和缓之貌。"肉苁蓉是难得的既补肾阳又润下，可治疗老年人、虚人便秘的药物。

2. 药物故事

传说，成吉思汗在"十三翼之战"中，被其结拜兄弟札木合联合泰赤乌等十三部合围。正当人困马乏、筋疲力尽之际，发现在附近树的根部，有根块可以服食。成吉思汗与部将们吃了根块，神力涌现，一举击溃了札木合部落，为统一蒙古奠定了基础。这种块根就是肉苁蓉。

3. 药物性能

[来源] 列当科植物肉苁蓉带鳞叶的肉质茎。

[产地] 主产于内蒙古、甘肃、新疆、青海等地。

[性味] 甘、咸，温；归肾、大肠经。

[功效] 补肾助阳，润肠通便。

[使用注意] ①本品能助阳、滑肠，故阴虚火旺及大便泄泻者不宜服；②肠胃实热、大便秘结者亦不宜服。

[用量用法] 煎服，10～15g。

4. 药物应用

《神农本草经》记载肉苁蓉："主五劳七伤，补中，除茎中寒热痛，养五脏，强阴，益精气，多子，妇人癥瘕，久服轻身。"

▶▶ 用于肾阳亏虚、精血不足之阳痿早泄、宫冷不孕、腰膝酸痛、痿软无力。本品味甘能补，甘温助阳，质润滋养，咸以入肾，为补肾阳、益精血之良药。常配伍菟丝子、续断、杜仲、巴戟天、紫河车等同用。

▶▶ 用于肠燥津枯便秘。本品甘咸质润，入大肠，可润肠通便。治发汗、津液耗伤而致大便秘结，常与沉香、麻子仁同用；治肾气虚弱所致大便不通、小便清长、腰酸背冷，可与当归、牛膝、泽泻等同用。

◉ 淫羊藿

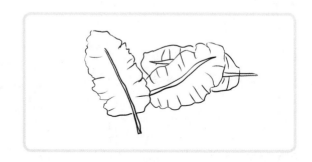

1. 药物概况

淫羊藿记载于《神农本草经》。淫羊藿属于补阳药，其别名又称"仙灵脾"。生长于海拔 200 米至 1750 米的地区，一般生长于山坡草丛中、水沟边、林下、灌丛中及岩石缝中。更为难得的是，本品属于为数不多的野生药材，尚未能人工栽培。

2. 药物故事

南北朝时期，有些牧羊人发现，羊啃吃一种小草后，与母羊交配次数增多，公羊阳具勃起不软，交配时间延长。有一次，陶弘景无意中听牧羊人谈及此事，后经实地考察，确有奇效，陶弘景便给其取名为"淫羊藿"。

3. 药物性能

［来源］小檗科植物淫羊藿和箭叶淫羊藿或柔毛淫羊藿等的全草。

［产地］主产于陕西、辽宁、山西、湖北、四川等省。

［性味］辛、甘、温。归肾、肝经。

［功效］补肾壮阳，祛风除湿。

［使用注意］阴虚火旺者不宜服用。

［用法用量］煎服，3～15克。

4. 药物应用

《本草纲目》记载淫羊藿："丈夫绝阳无子，女人绝阴无子，老人昏耄，中年健忘，一切冷风劳气，筋骨挛急，四肢不仁，补腰膝，强心力。"

▶▶用于肾阳虚衰、阳痿尿频、腰膝无力。本品长于补肾壮阳，单用也有效，亦可与其他补肾壮阳药同用。

▶▶用于风寒湿痹、肢体麻木。本品可用于风湿痹痛、筋骨不利及肢体麻木，常与威灵仙、苍耳子、川芎、肉桂同用。

▶▶用于肾阳虚之咳喘。

▶▶另外，《本草纲目》里还记载了一个古方：仙灵脾酒——益丈夫兴阳，理腰膝冷。用淫羊藿一斤，酒一斗，浸三日，逐时饮之。

🌀 羊红膻

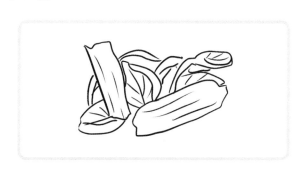

1. 药物概况

羊红膻记载于《陕北草药》。羊红膻是分布在山坡中、丛林边的植物类药，具有温肾助阳、散寒活血的功效，而它还深藏着一手"绝活"——治疗克山病。

2. 药物故事

1935年在我国黑龙江省克山县发现了一种原因未明的急性的以心肌病变为主的疾病。发病者短气，喘咳，心胸中憋闷，甚至头晕难耐。这种怪病由于是在克山县被发现的，因此命名为"克山病"。经研究和临床实践，羊红膻对克山病有明显的治疗效果。

3. 药物性能

[来源] 伞形科植物缺刻叶茴芹的根或全草。

[产地] 主产于陕西、甘肃、山西、内蒙古、河北及东北等地。均为野生。

[性味] 辛、甘，温；归心、肾、肺、脾经。

[功效] 温肾助阳，活血化瘀，养心安神，温肺散寒。

[使用注意] 阴虚内热、肺热咳嗽者忌用。

[用法用量] 煎服，10～15克。外用适量。

4. 药物应用

《陕西中草药》记载羊红膻："祛寒宣肺，祛风解毒，活血散瘀，消肿止痛。"

《陕西医学杂志》记载羊红膻："治心悸、克山病、老慢支、阳痿、早衰等。"

▶▶用于阳痿不举、精少精冷。本品温肾壮阳，起痿生精，用治肾阳不足、命门火衰、阳痿精冷、精少不育，常与巴戟天、补骨脂、淫羊藿、鹿茸等同用。

▶▶用于气滞血瘀、胸痹心痛。本品辛散温通，气膻入血，能活血化瘀，通脉止痛，用治心阳不振、心脉痹阻之胸痹心痛等证，可配伍丹参、檀香、川芎、桃仁、红花、桂枝等药同用。

▶▶用于心悸失眠、胸闷气短。本品养心安神，通心脉，养气血，用治心气不足、心悸怔忡、虚烦不眠、气短乏力、胸闷痞塞之症，常与炙甘草、薤白、桂枝、酸枣仁等同用。

▶▶用于外感风寒、寒饮咳嗽。本品辛温发散，甘温壮阳，常与荆芥、紫苏叶、防风等同用，治疗外感风寒；或与细辛、半夏、干姜等同用，治疗寒饮咳嗽。

◉ 核桃仁

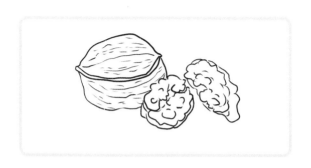

1. 药物概况

核桃仁记载于《开宝本草》。核桃仁非但能补肾阳、温肺喘，兼能治疗肠燥便秘。核桃现在是大家都熟知的，在古代却是难得一见的宝贝。

2. 药物故事

核桃原产于现在的南亚、东欧及我国新疆、甘肃和宁夏等地，张骞出使西域时将其引进中原，并称之为"胡桃"。史料记载，公元319年，前赵大将石勒占据中原，建立后赵，将胡桃改名为核桃，此名延续至今。

3. 药物性能

［来源］胡桃科植物胡桃果实的核仁。

［产地］全国各地均有栽培。

［性味］甘，温；归肺、肾、大肠经。

［功效］补肾温肺，润肠通便。

［使用注意］阴虚火旺、痰热咳嗽及便溏者不宜服用。

［用法用量］煎服，10～30克。

4. 药物应用

《本草纲目》记载核桃仁："补气养血，润燥化痰，益命门，利三焦，温肺润肠，治虚寒喘嗽，腰脚重痛。"

▶▶用于肾阳虚衰、腰痛脚弱、小便频数。本品温补肾阳，常与杜仲、补骨脂、萆薢同用。

▶▶用于肺肾不足之虚寒喘咳及肺虚久咳、气喘。本品长于补肺肾、定喘咳，常与人参、生姜、杏仁等药同用。

▶▶用于肠燥便秘。可单独服用，亦可与火麻仁、肉苁蓉、当归等同用。

阳起石

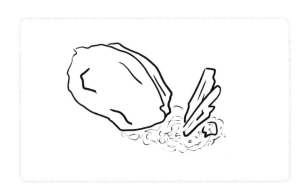

1. 药物概况

阳起石记载于《神农本草经》，为矿石类药物，表面呈晶体，浅绿色，具有玻璃光泽，一眼望去，煞是好看。晶体呈竹节图案，民间称之为"竹叶石"；因温肾壮阳效果佳，又称"壮阳石"。

2. 药物故事

据传说，当年秦始皇求长生不老药，其中的方士知道这味药的功效，又怕皇上忌讳，于是巧妙地把功效放进名字里，起名叫"阳起石"，但后来又证实其因为出自齐州阳起山而得名。

3. 药物性能

［来源］硅酸盐类矿物阳起石或阳起石石棉的矿石。

［产地］主产于河北、河南、山东、湖北、山西等地。

［性味］甘，咸；归肾经。

［功效］温肾壮阳。

［使用注意］阴虚火旺者忌用。不宜久服。

［用法用量］煎服，3～6克，或入丸、散服。

4. 药物应用

《神农本草经》记载阳起石："主崩中漏下，破子脏中血，癥瘕结气，寒热，腹痛无子，阴痿不起，补不足。"

▶▶ 用于阳痿不举，宫冷不孕。本品温肾壮阳，强阳起痿，用治男子阳痿遗精，女子宫冷不孕、崩中漏下以及腰膝冷痛等证。与鹿茸、菟丝子、肉苁蓉等配伍，用治精清冷无子；与吴茱萸、干姜、熟地黄等配伍，用治子宫虚寒不孕。

⚕ 紫石英

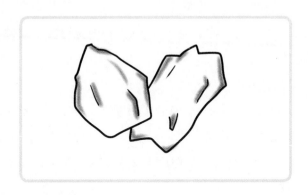

1. 药物概况

紫石英记载于《神农本草经》，属于矿石类药物，除了温肾助阳、温肺平喘功效之外，还有镇心安神作用。现代药理研究表明，紫石英具有兴奋中枢神经、促进卵巢分泌的作用，长期服用会产生兴奋状态。因此，它与著名的药方"五石散"有了联系。

2. 药物故事

五石散，又名寒食散。关于其方药组成，葛洪所述为"丹砂、雄黄、白矾、曾青、慈石也"，隋代名医巢元方则认为是"钟乳、硫黄、白石英、紫石英、赤石"。尽管"五石"配方各不相同，但皆为烈性之物，长久服用会产生幻觉和兴奋，与鸦片等毒药无异。

据说，魏晋名士何晏耽声好色，服了五石散后，顿觉神明开朗，体力增强。其方遂广为流传，致多人死于此药方，何晏也不能幸免，故此药方成为后世的"禁药"。

3. 药物性能

［来源］卤化物类矿石紫石英的矿石。

［产地］主产于浙江、辽宁、河北、甘肃等省。

［性味］甘，温；归心、肺、肾经。

［功效］温肾助阳，镇心安神，温肺平喘。

［使用注意］阴虚火旺而不能摄精之不孕症及肺热气喘者忌用。

［用法用量］煎服，9～15克。打碎先煎。

4. 药物应用

《本草经疏》记载："紫石英其性镇而重，其气暖而补，故心神不安，肝血不足及女子血海虚寒不孕者，诚为要药。然而只可暂用，不宜久服，凡系石类皆然，不独石英一物者。"（但凡矿石类药物不能长期服用）

▶▶用于肾阳亏虚、宫冷不孕、崩漏带下。本品甘温，用治元阳衰惫、血海虚寒、宫冷不孕、崩漏带下诸证。常与当归、熟地黄、川芎、香附、白术等配伍使用。

▶▶ 用于心悸怔忡、虚烦不眠。本品甘温能补，质重能镇，为温润镇怯之品。用治心悸怔忡、虚烦失眠，常与酸枣仁、柏子仁、当归等同用；用治心经痰热、惊痫抽搐，常与龙骨、寒水石、大黄等同用。

▶▶ 用于肺寒气逆、痰多咳喘。本品温肺寒，止喘嗽，常与五味子、款冬花、桑白皮、人参等配伍。

韭菜子

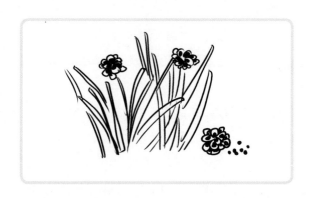

1. 药物概况

韭菜子记载于《名医别录》，是我国特有的蔬菜之一，它既是蔬菜，又可治病，正是"药食同源"的典范。韭菜又被称为"起阳草"，有补肾壮阳的功效。其种子"韭菜子壮阳之功比韭菜强，温热之力尤胜，可治疗遗精、早泄、腰膝酸软、妇女赤白带下等证。

2. 药物故事

韭菜的起源年代甚远，可以追溯至 3000 年前的春秋战国时期，到了汉朝时期，我国人民已掌握了"温室"技术，至宋朝已有韭黄生产。韭菜于 9 世纪经日本传至东南亚及美国的夏威夷等地。

3. 药物性能

［来源］百合科植物韭菜的干燥成熟种子。

［产地］全国各地均产。

［性味］辛、甘，温；归肾、肝经。

［功效］温补肝肾，壮阳固精。

［使用注意］阴虚火旺者忌服。

［用法用量］煎服，3～9 克；或入丸、散服。

4. 药物应用

《本草纲目》记载韭菜子："补肝及命门。治小便频数、遗尿，女人白淫白带。"

▶▶用于阳痿遗精、白带白淫。本品甘温，补肾助阳，兼有收涩之性而能固精止遗、缩尿止带，以治肾虚滑脱诸证。常配伍麦冬、车前子、菟丝子、补骨脂、龙骨、益智仁等温补肝肾、涩精止遗之品。

▶▶用于肝肾不足、腰膝痿软。本品温补肝肾，强筋壮骨，用治肝肾不足、筋骨痿软、步履艰难、屈伸不利。可以配伍仙茅、巴戟天、枸杞子等药。

❂ 葫芦巴

1. 药物概况

葫芦巴记载于《嘉祐本草》。葫芦巴是一年生草本植物，早在 2000 多年前，埃及等国家将葫芦巴作为一种蔬菜食用。

2. 药物故事

《本草纲目》里记载着这样一个故事："有人病目不睹，思食苦豆，即葫芦巴，频频不缺，不周岁而目中微痛，如虫行入眦，渐明而愈。按：此亦因其益命门之功，所谓益火之源，以消阴翳是也。"

说的是有一个患者，视物不清，想吃苦豆，也就是葫芦巴了。频频服用不间断，不到一年，觉得目中微痛，如虫入眦（上、下眼睑接合之处为"眦"），视物渐渐清晰而痊愈。这也是因为葫芦巴有补益命门的功效，即所谓"益火之源，以消阴翳"。

3. 药物性能

［来源］豆科植物葫芦巴的成熟种子。

［产地］主产于河南、四川等地。

［性味］苦，温；归肾经。

［功效］温肾助阳，散寒止痛。

［使用注意］阴虚火旺者忌用。

［用法用量］煎服，3～10g；或入丸、散。

4. 药物应用

《嘉祐本草》记载葫芦巴："主元脏虚冷气。得附子、硫黄，治肾虚冷，腹胁胀满，面色青黑，得茴香子、桃仁，治膀胱气甚效。"

▶▶用于寒疝腹痛、腹胁胀痛。本品温肾助阳，温经止痛，用治肾阳不足、寒凝肝脉、气血凝滞所致诸证。常与吴茱萸、川楝子、巴戟天等配伍，用治寒疝腹痛，痛引睾丸；或与附子、硫黄同用，治疗肾虚冷，胁胀腹痛；亦可与当归、乌药等同用，治疗经寒腹痛。

▶▶用于足膝冷痛、寒湿脚气。本品苦温之性，温肾肝之阳，散筋骨寒湿，用治阳虚气化不行，寒湿下注，足膝冷痛，寒湿脚气，常与木瓜、补骨脂同用。

▶▶用于阳痿滑泄、精冷囊湿。本品补肾助阳，用治肾阳不足、命门火衰之阳痿不用、滑泄精冷、头晕目眩等证，常与附子、巴戟天等同用。

🕸 仙茅

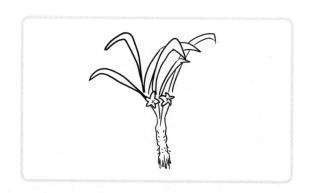

1. 药物概况

仙茅记载于《海药本草》。仙茅药性猛烈且有小毒，但治疗命门虚衰、腰膝冷痛又有奇效，故让人又爱又恨。《本草纲目》谓之："其叶似茅，久服轻身，故名仙茅。"又曰："其根独生。始因西域婆罗门僧献方于唐玄宗，故今江南呼为婆罗门参，言其功补如人参也。"

2. 药物故事

北宋沈括在《梦溪笔谈》里记载一则故事：有个人叫夏文庄，天生禀赋与人不同，每次睡觉没多久，就会躯体寒凉乃至僵硬，好似尸体一般，需要别人帮忙，慢慢才能活动手脚。他于是经常服用仙茅、钟乳、硫黄等药物，却也安然活到高龄。他的仆人以为是仙药，也偷偷服用，没多久身上出现了疽疮，差点没了性命。

此类壮阳药，性温燥，凡性欲亢奋、阴虚火旺之人或气候炎热之时，均应慎服或禁服，否则想借助这类药物而纵欲，是自折寿命。

3. 药物性能

［来源］石蒜科植物仙茅的根茎。

［产地］主产于我国四川南部、云南、贵州、广西、浙江、江西、福建、台湾、湖南及广东等地，在东南亚各国及日本也有分布。

［性味］辛、温、有毒；归肾、肝经。

［功效］温肾壮阳，祛寒除湿，培补肝肾。

［使用注意］①阴虚火旺者忌服；②燥烈有毒，不宜久服。

［用法用量］煎服，5～15克。或酒浸服，亦入丸、散。

4. 药物应用

《本草纲目》记载："仙茅久服（切记：炮制后才能久服，否则中毒）长生。其味甘能养肉，辛能养肺，苦能养气，咸能养骨，滑能养肤，酸能养筋，宜和苦酒服之，必效也。"

▶▶用于肾阳不足、命门火衰之精冷、小便频数。本品辛热燥烈，善补命门而兴阳，常与淫羊藿、巴戟天、金樱子等同用。

▶▶用于腰膝冷痛、筋骨痿软无力。本品辛散燥烈，补肾阳兼有散寒湿、强筋骨之功，常与杜仲、独活、附子等同用。

▶▶用于肝肾亏虚所致须发早白、目昏目暗。本品培补肝肾，常与枸杞子、车前子、生地黄、熟地黄等同用。

杜仲

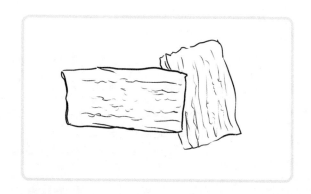

1. 药物概况

杜仲记载于《神农本草经》。杜仲是中国名贵滋补药材，具补肝肾、强筋骨、降血压、安胎等诸多功效。《神农本草经》列为上品，谓其"主治腰膝痛，补中，益精气，坚筋骨，除阴下痒湿，小便余沥。久服，轻身耐老。"

2. 药物故事

传说，很久以前，洞庭湖畔有一群纤夫，由于长期弯腰劳作，集体患了腰痛。其中有一个叫"杜仲"的年轻人上山采药，途中遇到一老翁。老翁告诉他有一种树皮可治这种病。杜仲为了采摘这种树皮掉进了洞庭湖内。人们为了纪念他，就把树皮起名为"杜仲"。

3. 药物性能

［来源］杜仲科植物杜仲的干燥树皮。

［产地］主产于四川、云南、贵州、湖北等省。

［性味］甘，温。归肝、肾经。

［功效］补肝肾，强筋骨，安胎。

［使用注意］①本品炒用会破坏其胶质，因此，生用效果好。②本品为温补之物，阴虚火旺者慎用。

［用法用量］煎服，10～15g。

4. 药物应用

《本草纲目》记载："杜仲色紫而润，味甘微辛，其气温平，甘温能补，微辛能润，故能入肝而补肾，子能令母实也。"

▶▶ 用于肾虚腰痛及各种腰痛。本品可补肝肾、强筋骨，肾虚腰痛尤宜。其他腰痛用之，均有扶正固本之效。常与胡桃肉、补骨脂等同用。

▶▶ 用于胎动不安或习惯堕胎。本品可补肝肾、固冲任、安胎，单用有效；亦可与桑寄生、续断、阿胶、菟丝子等同用。

续断

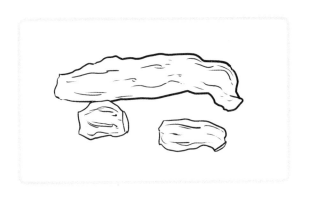

1. 药物概况

续断记载于《神农本草经》。续断是补阳药之一，也是跌打损伤和妇科病的常用药。"续"义有三，接续、嗣续、连续。李时珍在《本草纲目》里直接指出："续断、属折、接骨（后面两个是续断的别名），皆以功命名也。"

2. 药物故事

传说，有一个侠女，常打抱不平，怀孕后被报复，导致阴道出血，被走方郎中以"还魂丹"治好。又一次，该郎中救醒了被恶霸毒打的小孩。恶霸想让其传授"还魂丹"未果，将郎中打伤，谁知道郎中 1 个月后痊愈。恶霸又把他的腿打断并扔下山谷，被砍柴夫救回了家，按照郎中的"还魂丹"（续断）给他治病。后来郎中把"还魂丹"传给砍柴夫，并流传开来。

3. 药物性能

［来源］川续断科植物川续断的根。

［产地］主产于四川、湖北、湖南、贵州等地，云南、陕西等地亦产。

［性味］苦、辛、微温；归肝、肾经。

［功效］补益肝肾，强筋健骨，止血安胎，疗伤续折，活血祛瘀止痛。

［使用注意］风湿热痹者忌服。

［用法用量］煎服，9～15 克，或入丸、散。外用适量，研末敷。崩漏下血宜炒用。

4. 药物应用

《神农本草经》记载续断："主伤寒，补不足，金疮，痈疡，折跌，续筋骨，妇人乳难，久服益气力。"

《滇南本草》记载续断："补肝，强筋骨，走经络，止经中（筋骨）酸痛，安胎，治妇人白带，生新血，破瘀血，落死胎，止咳嗽咳血，治赤白便浊。"

▶▶用于阳痿不举、遗精遗尿。本品甘温助阳，辛温散寒，用治肾阳不足、下元虚冷、阳痿不举、遗精滑泄、遗尿尿频等症。常与鹿茸、肉苁蓉、菟丝子等壮阳起痿之品配伍。

▶▶用于腰膝酸痛、寒湿痹痛。本品甘温助阳，辛以散瘀，兼有补益肝肾、强健壮骨、通利血脉之功。可与萆薢、杜仲、牛膝等同用，用治肝肾不足，腰膝酸痛；亦可与防风、川乌等配伍，用治肝肾不足兼寒湿痹痛。

▶▶用于崩漏下血、胎动不安。本品补益肝肾，调理冲任，有固本安胎之功。可用于肝肾不足、崩漏下血、胎动不安等症。

▶▶用于跌打损伤、筋伤骨折。本品辛温破散之性，善活血祛瘀；甘温补益之功，又能壮骨强筋，而有续筋接骨、疗伤止痛之效。用治跌打损伤、瘀血肿痛、筋伤骨折，常与桃仁、红花、穿山甲、苏木等配伍同用。

▶▶用于痈肿疮疡、瘀血肿痛。本品活血祛瘀止痛，常配伍清热解毒之品，用治痈肿疮疡、瘀血肿痛，如《本草汇言》以之与蒲公英配伍，治疗乳痈肿痛。

🔒 锁阳

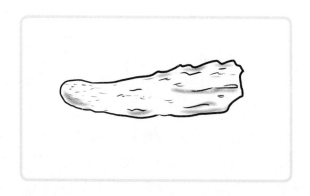

1. 药物概况

锁阳记载于《本草衍义补遗》。关于锁阳，先秦就有文字记载，汉代始入药，为历代名医医案所珍重。锁阳生长于荒漠草原、草原化荒漠与荒漠地带，喜干旱少雨，具有耐旱的特性。

2. 药物故事

传说，唐贞观年间，边陲屡遭异族侵犯。唐太宗派名将薛仁贵西征，在锁阳城（今甘肃定西市东南 50 公里）中敌计被围，全军饥寒交迫之际，偶然发现了一种像棒槌的带肉质地下茎根可以充饥。服用后人人精神百倍，一举杀敌，大胜而归。及后，因此物长在大漠的锁阳城，故起名"锁阳"。

3. 药物性能

［来源］锁阳科植物锁阳多年生肉质寄生草本。

［产地］分布于新疆、甘肃、青海、内蒙古、宁夏等地。

［性味］甘、温；归肝、肾经。

［功效］补肾，益精，润燥。

［使用注意］①阴虚火旺、脾虚泄泻及实热便秘者禁服锁阳；②泄泻及阳易举而精不固者忌用锁阳；③大便滑、精不固、火盛便秘、阳强易举、心虚气胀，皆禁用。

［用法用量］煎服，10 ～ 15 克。

4. 药物应用

《本草衍义补遗》记载锁阳："大补阴气，益精血，利大便。虚人大便燥结者，啖之可代苁蓉，煮粥弥佳；不燥结者勿用。"

▶▶用于肾阳亏虚、精血不足之阳痿、不孕、下肢痿软、筋骨无力等。本品常与肉苁蓉、鹿茸、菟丝子、熟地黄、牛膝等同用。

▶▶用于血虚津亏、肠燥便秘。本品可单用熬膏服，或与肉苁蓉、火麻仁、生地黄等同用。

◉ 补骨脂

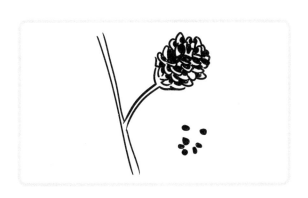

1. 药物概况

补骨脂记载于《药性论》。补骨脂是常用的补阳药，在临床上既可治肾虚遗精，也可治虚寒喘咳，很常用。《本草纲目》记载："补骨脂言其功也。胡人呼为婆固脂，而俗讹为破故纸也。"因此，补骨脂的别名又称为"破故纸"。

2. 药物故事

唐朝元和年间，75 岁的郑愚被封官出任海南节度使，由于日夜兼程，旅途劳顿而导致水土不服，"伤于内外，众疾俱作，阳气衰绝"，一病不起。后来，诃陵国李氏三番登府推荐"补骨脂"，一试之下，果然灵验。后来常服此药，82 岁时辞官归故里，广为介绍此药，并专门赋诗一首："七年使节向边隅，人言方知药物殊；奇得春光采在手，青娥休笑白髭须。"

3. 药物性能

［来源］豆科植物补骨脂的干燥成熟果实。

［产地］主产于陕西、河南、山西、江西、安徽、广东、四川、云南等地。

［性味］辛、大温，无毒；归脾、肾经。

［功效］补肾壮阳，固精缩尿，温脾止泻，纳气平喘。

［使用注意］①阴虚火旺者忌用；②凡小便短涩、大便燥结、目赤肿痛者皆不宜服用。

［用法用量］煎服，5～15 克。

4. 药物应用

《药性论》记载补骨脂："治男子腰疼膝冷囊湿，逐诸冷顽痹，止小便，利腹中冷。"

《开宝本草》记载补骨脂："治五劳七伤，风虚冷，骨髓伤败，肾冷精流，及妇人血气堕胎。"

▶▶用于补肾壮阳、固精缩尿。本品用于治疗肾虚阳痿、腰膝酸软冷痛、肾虚遗精、遗尿、尿频等。常与杜仲、菟丝子、桑寄生等药同用。

▶▶用于温脾止泻。本品用于治疗脾肾阳虚引起的五更泄泻。

▶▶用于肾不纳气、虚寒喘咳。本品补肾助阳，纳气平喘，常与胡桃肉、蜂蜜、人参、木香等同用。

💿 益智仁

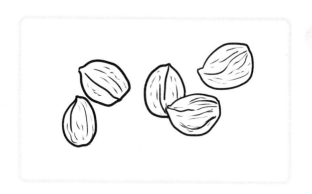

1. 药物概况

益智仁记载于《本草拾遗》，"益智出昆仑及交趾国，今岭南州郡往往有之。"《图经本草》记载："益智子似连翘子头未开者，苗叶花根与豆无别，惟子小尔。"

2. 药物故事

益智仁是我国南方四大中药之一，风靡华夏，据说还与苏东坡有关。苏东坡官贬至海南时，对该药颇有研究，他在《东坡杂记》中记载："海南产益智，花实皆长穗而分为三节。观其上、中、下节，以候早、中、晚禾之丰凶，大丰则皆实，大凶皆不实，罕有三节并熟者。"

3. 药物性能

[来源] 姜科植物益智仁的干燥成熟果实。

[产地] 主产于海南岛山区，广东雷州半岛、广西等地区亦产。

[性味] 辛、温；归脾、肾经。

[功效] 暖肾固精缩尿，温脾开胃摄唾。

[使用注意] 阴虚火旺或因热而患遗滑、崩带者忌服。

[用法用量] 煎服，3～10克。

4. 药物应用

《本草纲目》记载："遗精虚漏，小便余沥，益气安神，补不足，安三焦，调诸气。""（治）冷气腹痛，及心气不足，梦泄赤浊，热伤心系，吐血血崩诸证。"

▶▶用于下元虚寒遗精、遗尿、小便频数。本品暖肾固精缩尿，补益之中兼有收涩之性。常与乌药、山药等同用。

▶▶用于脾胃虚寒、腹痛吐泻及口涎自流。本品可暖肾温脾、开胃摄唾，常配川乌、干姜、青皮等同用。

菟丝子

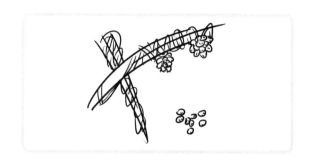

1. 药物概况

菟丝子记载于《神农本草经》。菟丝子是补阳药之一，为"补脾、肝、肾三经之要药"，女性宫冷不孕、胎动不安或男性阳痿遗精、肾虚腰痛皆可用，用途较为广泛，故临床上多应用之。

2. 药物故事

传说，某人养了一只兔子。有一天，他不慎将兔子的脊骨打伤，事后，却意外地发现伤兔并没有死，并且伤也好了。原来，此小兔吃了一种缠在豆秸上的野生黄丝藤，把伤治好了。经过反复地试验，证明此药对人体也有功效，于是把这种药起名叫"兔丝子"。后来，人们在"兔"字上面加"艹"。

3. 药物性能

［来源］旋花科植物菟丝子的干燥成熟种子。

［产地］全国各地均有。

［性味］辛、甘、平；归肝、脾、肾经。

［功效］补益肾精，养肝明目，止泻安胎。

［使用注意］本品为平补之药，但偏补阳，阴虚火旺、大便燥结、小便短赤者不宜服用。

4. 药物应用

《神农本草经》记载菟丝子："主续绝伤，补不足，益气力，肥健人。"

▶▶用于肾虚腰痛、阳痿遗精、尿频及宫冷不孕。为平补阴阳之品，功能补肾阳、益肾精以固精缩尿，与炒杜仲等份，合山药为丸服。

▶▶用于肝肾不足、目暗不明。本品常与熟地黄、车前子同用。

▶▶用于脾肾阳虚、便溏泄泻。本品治脾虚便溏，与人参、白术、补骨脂为丸服。

▶▶用于肾虚胎动不安。本品能补肝肾安胎，常与续断、桑寄生、阿胶同服。

▶▶用于肾虚消渴。如《全生指迷方》菟丝子丸，单用本品为丸服，治消渴。

⊙ **沙苑子**

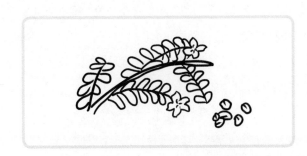

1. 药物概况

沙苑子记载于《本草衍义》。沙苑子又名潼蒺藜、沙苑蒺藜，具有补肾固精、养肝明目的功效，临床上用于治疗阳痿遗精、白带过多等证。应用范围比较广泛，妇科常用之。

2. 药物故事

据传，唐玄宗之女永乐公主少时体弱多病，安史之乱时奶妈带她逃到大荔县沙苑，被一位七十多岁的老人收留。期间，她常喝老人给她配制的药茶。两年之后，公主长得更加娇美动人。公主回宫后将此药献给皇兄肃宗，肃宗连服半月，觉精力充沛，目明心爽。因其为公主在沙苑带回的，便赐名为"沙苑子"，并指定为贡品。

3. 药物性能

［来源］豆科植物扁茎黄芪的成熟种子。

［产地］主产于内蒙古和东北、西北地区。

［性味］甘，温。归肝、肾经。

［功效］补肾固精，养肝明目。

［使用注意］本品为温补固涩之品，阴虚火旺及小便不利者忌服。

［用法用量］煎服，10~20克。

4. 药物应用

《本草纲目》记载沙苑子："补肾，治腰痛泄精，虚损劳乏。"

▶▶ 用于肾虚腰痛、阳痿遗精、遗尿尿频、白带过多。本品甘温补益，兼具涩性，平补肝肾而以收涩见长。常以本品补肾固精缩尿，单用有效；治白带过多可与莲子、莲须、芡实等同用。

▶▶ 用于目暗不明、头昏眼花。常以本品养肝肾明目，与枸杞子、菟丝子、菊花等同用。

四、滋补肾阴药

黄精

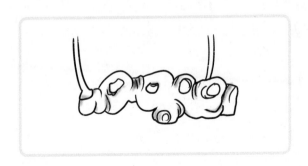

1. 药物概况

黄精记载于《名医别录》。《本草纲目》记载："黄精为服食要药，故《名医别录》列于草部之首，仙家以为芝草之类，以其得坤土之精粹，故谓之黄精。"

2. 药物故事

徐铉《稽神录》记载：临川有个叫唐遇的人，时常虐待他的侍女。侍女不堪忍受，逃入山中，饥饿时拔一种甘美的草根充饥，久而便当做固定的食物。有一晚，她在树下休息，突然背后有一阵风声，以为是猛虎，惊吓中竟可腾身到树上。有一天唐遇的仆人在山上砍树，发现这个侍女身轻如燕，不同往日，于是报告主人。唐遇心想：她既不是仙人后裔，那必是服用了奇特的药材。于是他和仆人想办法抓住了侍女，问她平素吃的是什么。侍女无他法，带他们去山上找药，再请药师辨认，原来，她一直吃的食物就是黄精。

3. 药物性能

［来源］百合科植物黄精、囊丝黄精、热河黄精、滇黄精、卷叶黄精等的根茎。

［产地］黄精分布于黑龙江、吉林、辽宁、河北、山东、江苏、河南、山西、陕西、内蒙古等地。

［性味］甘，平；归脾、肺、肾经。

［功效］补气养阴，健脾，润肺，益肾。

［使用注意］中寒泄泻、痰湿痞满、气滞者忌服。

［用法用量］煎服，9～15克。

4. 药物应用

《日华子本草》曰："补五劳七伤，助筋骨，生肌，耐寒暑，益脾胃，润心肺。"《本经逢原》曰："黄精，宽中益气，使五藏调和，肌肉充盛，骨髓强坚，皆是补阴之功。"《本草便读》曰："黄精，为滋腻之品，久服令人不饥，若脾虚有湿者，不宜服之，恐其腻膈也。此药味甘如饴，性平质润，为补养脾阴之正品。"

▶▶用于阴虚肺燥、干咳少痰及肺肾阴虚所致的劳嗽久咳。本品甘平，能养肺阴，益肺气，可与熟地黄、百部等药同用。

▶▶用于脾虚阴伤证。本品能补益脾气，又养脾阴。

▶▶用于肾精亏虚证。本品能补益肾精，对延缓衰老、改善头晕、腰膝酸软、须发早白等症有一定疗效，可与枸杞子、何首乌等补益肾精之品同用。

⊙ 枸杞子

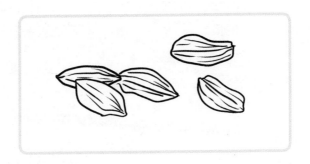

1. 药物概况

枸杞子记载于《神农本草经》。枸杞，又名枸棘、甜菜、天精、地辅、地仙、仙人杖等，是临床上常用的补阴药，也是大家熟悉的家庭药膳食材之一。

2. 药物故事

枸杞又名"仙人杖"。世传山东蓬莱县南丘村多产枸杞，高的有数米，其根盘结坚固，村里的人大多长寿，就是因为长年食用枸杞的缘故。润州（今镇江）开元寺水井旁有一棵枸杞树，人们称这口水井为枸杞井，认为"饮其水，甚益人也。"

3. 药物性能

［来源］为茄科植物宁夏枸杞的成熟果实。

［产地］主产于宁夏、甘肃、新疆等地。

［药性］甘，平。归肝、肾经。

［功效］滋补肝肾，益精明目。

［用法用量］煎服，6～12克。

4. 药物应用

《本草经集注》记载枸杞子："补益精气，强盛阴道"。

▶▶用于肝肾阴虚及早衰诸证。适用于虚劳精亏、腰膝酸痛、眩晕耳鸣、阳痿遗精、内热消渴、血虚萎黄、目昏不明等症。本品可单用或与补肝肾、益精补血之品配伍，例如与菟丝子、何首乌、熟地黄、山茱萸、山药等同用。

🞅 墨旱莲

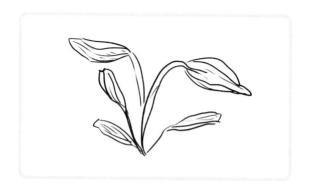

1. 药物概况

墨旱莲古称"鳢肠"，最早记载于《新修本草》（即《唐本草》）。《本草纲目》记载："鳢，乌鱼也，其肠亦乌。此草柔茎，断之有墨汁出，故名，俗称墨菜是也。细实颇如莲房状，故得莲名。"

2. 药物故事

相传，唐代刘简，爱寻仙问道。一日，遇采药老翁"虚无子"，对简说："长生不可为之，而寿可望。"刘简得送"仙草"（墨旱莲）而回。栽种于水田边，每日服用，年岁过百，耳聪目明。

3. 药物性能

［来源］菊科植物鳢肠的全草。

［产地］主产于江苏、江西、浙江、广东等地。

［性味］甘，酸，凉；归肾经。

［功效］滋补肝肾，凉血止血。

［用法用量］煎服，6～12克。

4. 药物应用

《新修本草》记载墨旱莲："洪血不可止者，敷之立已。汁涂眉发，生速而繁"。

▶▶用于牙齿松动、须发早白。本品可与滋养肝肾之品配伍。

▶▶用于眩晕耳鸣、腰膝酸软。本品可与女贞子、熟地黄、枸杞子等药配伍。

▶▶用于阴虚血热、吐血、衄血、尿血、血痢、崩漏下血。本品可单用或与生地黄、阿胶等滋阴凉血止血之品同用。

▶▶用于外伤出血。

女贞子

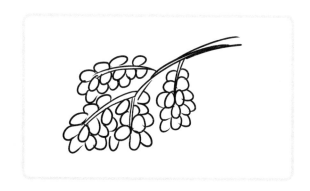

1. 药物概况

女贞子记载于《神农本草经》。女贞子是补益肝肾的养阴药，最早记载于《神农本草经》，并列为上品，"此木凌冬青翠，有贞守之操，故以女贞状之。"

2. 药物故事

秦朝时期，某地一员外，欲攀权贵，将其女许与县令之子为妻。其女秉性刚烈，与教书先生私定终身，终被父逼至撞死闺中。教书先生思念过度卧床不起。数年后，教书先生思情更甚，强撑着病体，到坟前凭吊，坟边有一枝繁叶茂之树结了果，尝之味甘而微苦，直沁心脾。教书先生精神一振，从此每日必到坟前，精心培育此树，寄托哀思。人们为纪念这位执着追求纯真爱情的女子，将这种树上长的果子命名为"女贞子"。

3. 药物性能

［来源］木犀科植物女贞的干燥成熟果实。

［产地］主产于浙江、江苏、湖南等地。

［性味］甘、苦、凉；归肝、肾经。

［功效］滋补肝肾，乌须明目。

［用法用量］煎服，6～12克。

4. 药物应用

《神农本草经疏》记载女贞子："气味俱阴，正入肾除热补精之要品，肾得补，则五脏自安，精神自足，百病去而身肥健矣。"

本品性偏寒凉，能补益肝肾之阴，适用于肝肾阴虚所致的目暗不明、视力减退、须发早白、眩晕耳鸣、失眠多梦、腰膝酸软、遗精、消渴及阴虚内热之潮热、心烦等证。

▶▶用于目暗不明。本品常配伍熟地黄、菟丝子、枸杞子等同用。

▶▶用于须发早白。本品常配伍墨旱莲、桑椹等同用。

▶▶用于阴虚发热。本品常配伍地骨皮、生地黄等同用。

桑椹

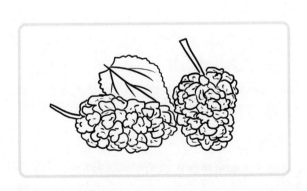

1. 药物概况

桑椹记载于《新修本草》。桑椹也叫桑葚，是桑树的果实。其味酸甜可口，《本草新编》记曰："紫者为第一，红者次之，青则不可用"，紫红色者入药为佳。

2. 药物故事

2000多年前的《诗经》中有："桑之未落，其叶沃若。于嗟鸠兮，无食桑葚！于嗟女兮，无与士耽！"形容女子对男子的爱恋之情。可见，桑椹不但历史悠久，而且是古代的奇珍异果，充满神秘感。

3. 药物性能

［来源］桑科植物桑的果穗。

［产地］主产于江苏、浙江、湖南等地。

［性味］甘、酸，寒。归肝、肾经。

［功效］滋阴补血，生津润燥。

［用法用量］煎服，9～15克。

4. 药物应用

《滇南本草》记载桑椹："益肾脏而固精，久服黑发明目"。

《本草经疏》记载桑椹："为凉血、补血、益阴之药"。

▶▶用于肝肾阴虚证。本品能补益肝肾之阴，兼能凉血退热，还能补血养肝。可与熟地黄、何首乌等滋阴、补血药物同用。

▶▶用于津伤口渴、消渴及肠燥便秘等证。本品能生津止渴，润肠通便。鲜品食用有效，亦可随证配伍。

黑芝麻

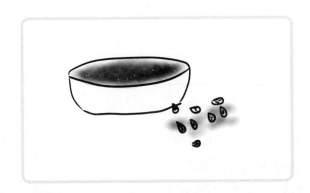

1. 药物概况

黑芝麻记载于《神农本草经》。黑芝麻被誉为"百谷之冠"，《神农本草经》载为上品。黑芝麻具有丰富的营养，适合日常养生食用，有补虚羸、填脑髓的作用。《本草纲目》记载："服食胡麻，取乌色者，当九蒸九曝，熬捣饵之。"

2. 药物故事

据文献记载，慈禧年轻时有月经病："心脾气血不足，肝郁不畅，以致荣行之际（指行经）腰胯腿膝酸沉，膳后身倦。"清代御医李德昌用以黑芝麻为主的膏药给慈禧贴敷。该药膏为晚清重臣李鸿藻所制，当时无方名，有温肝肾、壮筋骨、通经络的功效。慈禧使用后觉得确实有效，遂将此膏药方名为"益寿膏"，沿用不衰。

3. 药物性能

［来源］胡麻科胡麻属植物脂麻的干燥成熟种子。

［产地］全国各地均有栽培。

［性味］甘，平；归肝、肾、大肠经。

［功效］补肝肾，益精血，润肠燥。

［使用注意］患有慢性肠炎、便溏、腹泻者忌食。

［用法用量］煎服，9～15克。或入丸、散剂。

4. 药物应用

《本草备要》记载黑芝麻："补肝肾、润五脏，滑肠。"

▶▶用于肾精肝血亏虚所致的早衰诸证。本品为具有营养作用的益精养血药，多用于精亏血虚、肝肾不足引起的头晕眼花、须发早白、四肢无力等证。常与巴戟天、熟地黄等药配伍。

▶▶用于肠燥便秘。本品富含油脂，适用于精亏血虚之肠燥便秘。常与肉苁蓉、紫苏子、火麻仁等药配伍。

龟甲

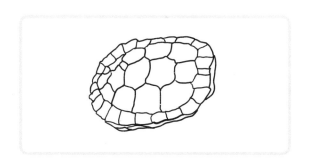

1. 药物概况

龟甲记载于《神农本草经》。甲骨文是指刻写在龟甲、兽骨上的文字，是目前发现最早的成熟文字。

龟也是古人眼中的"神物",古人对其生活作息规律多有研究。《本草纲目》记载:"龟以春夏出蛰脱甲,秋冬藏穴导引,故灵而多寿。"

2. 药物故事

在中国古代,龟曾是吉祥的代称,被认为是一种沟通天与地的神物,地位相当尊崇。《礼记·礼运》曰:"何谓之四灵?麟、凤、龟、龙,谓之四灵。"龟居然能与麒麟、凤凰和龙这些传说中的动物相提并论,其地位之高可见一斑。

3. 药物性能

[来源] 龟科动物乌龟的腹甲及背甲。

[产地] 主产于浙江、湖北、湖南等地。

[性味] 甘、寒;归肾、肝、心经。

[功效] 滋阴,潜阳,益肾健骨,养血补心,止血。

[使用注意] 本品须经炮制(砂炒醋淬)而用之。

[用法用量] 煎服,9~24克。

4. 药物应用

《景岳全书》记载龟甲:"下甲能补阴血,清阴火,续筋骨,退劳热,疗腰脚酸痛,去瘀血,止血痢漏下赤白,利产难,消痈毒。"

▶▶ 用于肝肾阴虚所致的阴虚阳亢、阴虚内热、阴虚风动等证。本品长于滋补肾阴,滋养肝阴,兼能潜阳,常与天冬、白芍、牡蛎等同用。

▶▶ 用于肾虚筋骨痿弱。本品常与熟地黄、知母、黄柏、锁阳等同用。

▶▶用于阴血亏虚之惊悸、失眠、健忘。本品常与石菖蒲、远志、龙骨等同用。

▶▶用于阴虚血热、冲任不固之崩漏、月经过多。本品尤宜于阴虚血热、冲任不固之崩漏、月经过多，常与生地黄、黄芩、地榆等同用。

鳖甲

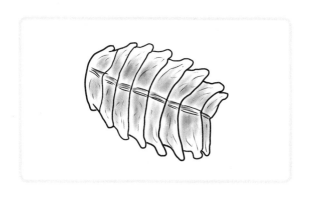

1. 药物概况

鳖甲记载于《神农本草经》。鳖又名团鱼，生活很有规律，人们根据这些规律编了一个顺口溜：春末夏初爬水滩，三伏炎夏歇树间；九月重阳入水底，寒冬腊月钻泥潭。

2. 药物故事

相传，有一次清朝光绪皇帝患了怪病：忽觉腰椎中间疼痛，俯仰皆痛，不能自已，经太医医治无甚效果。及后诏谕天下，征集贤士。有民医为其诊治，写下药方——画了一只鳖，其旁写道：将此背甲与知母、青蒿水煎服，连服1个月。光绪帝试服之，1个月后，他的病情果然有所好转。

3. 药物性能

［来源］鳖科动物中华鳖的背甲。

［产地］分布很广，由东北至海南岛，以及湖北、安徽、四川、云南、陕西、甘肃等地均有。

［性味］甘、咸、寒；归肝、肾经。

［功效］滋阴潜阳，退热除蒸，软坚散结。

［使用注意］本品须经炮制（砂炒醋淬）而用之。

［用法用量］煎服，9～24克。

4. 药物应用

《本草纲目》记载鳖甲："除老疟疟母，阴毒腹痛，劳复食复，斑痘烦喘，小儿惊痫。妇人经脉不通，难产，产后阴脱，丈夫阴疮，石淋，敛溃痈。"

▶▶用于肝肾阴虚证。鳖甲滋养之力不及龟甲，但长于退虚热，除骨蒸，故尤为临床多用。常与牡丹皮、生地黄、青蒿等同用。

▶▶用于癥瘕积聚。鳖甲长于软坚散结，常与活血化瘀、行气化痰等药物配伍。

五、其他补肾药

有一些药物兼有益肾、固精、壮阳等作用，而且在临床上比较常用，在这里简单地介绍一下。

山药

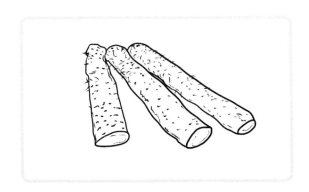

山药记载于《神农本草经》，属于补气药，为"四大怀药"之一。

［来源］薯蓣科植物薯蓣的干燥根茎。

［产地］主产于河南省北部，山东、河北、山西等地区也有栽培。

［性味］甘，平。归脾、肺、肾经。

［功效］补脾养胃，生津益肺，补肾涩精。

［用法用量］煎服，15~30克。麸炒可增强补脾止泻作用。

▶▶用于脾虚证。本品甘、平，能补脾益气，滋养脾阴。

▶▶用于肺虚证。本品能补肺气，兼能滋肺阴。

▶▶用于肾虚证。本品能补肾气，兼能滋养肾阴。

▶▶用于消渴气阴两虚证。

何首乌

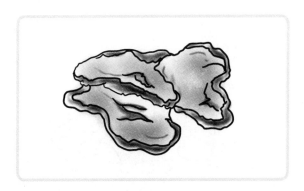

何首乌记载于《日华子本草》，属于补血药，又名交藤、夜合、地精。

[来源] 蓼科植物何首乌的干燥块根。

[产地] 主产于陕西南部、甘肃南部、华东等地。

[性味] 苦、甘、涩、微温；归肝、肾经。

[功效] 制后可补益精血；生用解毒、截疟、润肠通便。

[使用注意] 大便溏泄及湿痰较重者不宜用。

[用法用量] 煎服，10~30克。

▶▶ 用于精血亏虚、头晕眼花、须发早白、腰膝酸软、遗精。制首乌功善补肝肾、益精血、乌须发，常与熟地黄、当归、酸枣仁、枸杞子、菟丝子、桑椹、黑芝麻、杜仲等药同用。

▶▶ 用于久疟、痈疽、瘰疬、肠燥便秘等。生首乌有截疟、解毒、润肠通便之效。

楮实子

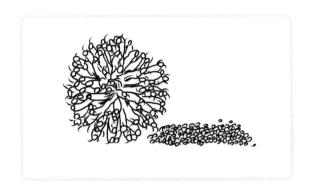

楮实子记载于《名医别录》，属于补血药。

[来源] 桑科植物构树的干燥成熟果实。

[产地] 主产于河南、湖北、湖南、山西、甘肃等地。此外，浙江、四川、山东、安徽、江西等地亦产。

[性味] 甘，寒。归肝、肾经。

[功效] 滋肾，清肝，明目，利尿。

▶▶ 用于腰膝酸软、虚劳骨蒸、头晕目昏。本品甘寒养阴，善补肝肾之阴，对于肝肾不足所致的腰膝酸软、虚劳骨蒸、盗汗遗精、头晕目昏等证，常与枸杞子、黑豆配伍。

▶▶ 用于目翳昏花。本品既能补肾益阴，又能清肝明目。对肝肾不足所致的头晕目昏，或由肝热所生之云翳，可配伍枸杞子、制首乌、菊花、荆芥穗、密蒙花等。

▶▶ 用于水肿胀满。本品入肾经，补肾阴，助生肾气，用于气化不利所致水液停滞之水肿、臌胀、小便不利等症，如《素问病机气宜保命集》之楮实子丸，治水气臌胀，以丁香、茯苓相配，研细末，用楮实浸膏为丸，服至小便清利及腹胀减为度。

附子

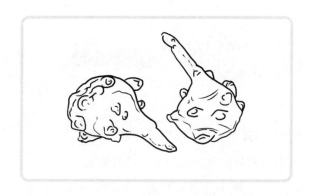

附子记载于《神农本草经》，属于温里药，为"亡阳救逆第一品药。"

[来源] 毛茛科植物乌头的子根的加工品。

[产地] 主产于四川、湖北、湖南等地。

[炮制品] 盐附子、黑附片（黑顺片）、白附片、淡附片、炮附片。

[性味] 辛、甘，大热。有毒；归心、肾、脾经。

[功效] 回阳救逆，补火助阳，散寒止痛。

[使用注意] ①孕妇及阴虚阳亢者忌用。②反半夏、瓜蒌、贝母、白蔹、白及。生品外用，内服须炮制。③若内服过量，或炮制、煎煮方法不当，可引起中毒。

[用法用量] 煎服，3～15克；本品有毒，宜先煎0.5～1

小时，至口尝无麻辣感为度。

▶▶用于亡阳证。本品能上助心阳、中温脾阳、下补肾阳，为"回阳救逆第一品药"。

▶▶用于阳虚证。本品辛甘温煦，有峻补元阳、益火消阴之效，凡肾、脾、心诸脏阳气衰弱者均可应用。肾阳不足、命门火衰所致阳痿滑精、宫寒不孕、腰膝冷痛、夜尿频多者，可配伍肉桂、山茱萸、熟地黄等。

▶▶用于寒痹证。本品有较强的散寒止痛作用。

🔵 肉桂

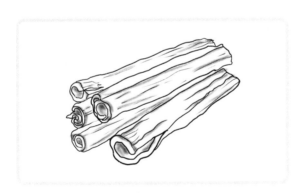

肉桂记载于《神农本草经》，属于温里药。

[来源]樟科植物肉桂的干燥树皮。

[产地]主产于广东、广西、海南、云南等地。

[性味]辛、甘，大热；归肾、脾、心、肝经。

[功效]补火助阳，散寒止痛，温经通脉，引火归原。

[使用注意]阴虚火旺、里有实热、血热妄行出血及孕

妇忌用。畏赤石脂。

[用法用量]煎服，1~4.5克，宜后下或焗服；研末冲服，每次1~2克。

▶▶用于阳痿、宫冷。本品辛甘大热，能补火助阳，益阳消阴，作用温和持久，为治命门火衰之要药。常配伍附子、熟地黄、山茱萸等同用。

▶▶用于腹痛、寒疝。本品甘热助阳以补虚，辛热散寒以止痛，善去痼冷沉寒。治寒邪内侵或脾胃虚寒的脘腹冷痛，可单用研末，酒煎服；或与干姜、高良姜、荜茇等同用，如大已寒丸；治寒疝腹痛，多与吴茱萸、小茴香等同用。

▶▶用于虚阳上浮诸症。本品大热入肝肾，能使因下元虚衰所致上浮之虚阳回归故里，故曰引火归原。用治元阳亏虚、虚阳上浮所致的面赤、虚喘、汗出、心悸、失眠、脉微弱者，常与山茱萸、五味子、人参、牡蛎等同用。

🌀 蛇床子

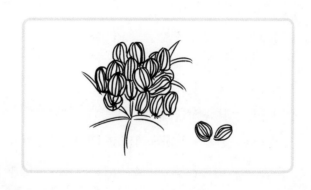

蛇床子记载于《神农本草经》，属于攻毒、杀虫、止痒药。

[来源] 伞形科植物蛇床的成熟果实。

[产地] 全国各地均产。

[性味] 辛、苦，温。有小毒；归肾经。

[功效] 杀虫止痒，燥湿，温肾壮阳。

[使用注意] 阴虚火旺或下焦有湿热者不宜内服。

[用法用量] 多煎汤熏洗或研末调敷。内服 3～9 克，外用适量。

▶▶ 用于阴部湿痒、湿疹、疥癣。本品治妇女阴痒、男子阴囊湿痒，可单用或配白矾、苦参、黄柏等燥湿杀虫药煎汤外洗。治湿疹，疥癣等，可配苦参、苦楝皮、地肤子等解毒杀虫止痒药煎水泡洗患处。

▶▶ 用于寒湿带下、湿痹腰痛。本品治肾虚所致的寒湿带下，可配山茱萸，五味子，鹿角胶等固肾止带药为丸内服；治湿痹腰痛常与杜仲、续断、桑寄生等补肝肾、强筋骨、祛风湿药同用。

▶▶ 用于肾虚阳痿、宫冷不孕。本品温肾壮阳之功亦佳。常配伍当归、枸杞子、淫羊藿、肉苁蓉等治疗阳痿无子。

🏵 五味子

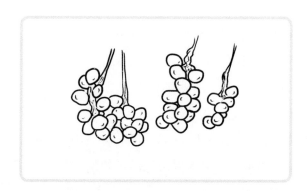

五味子记载于《神农本草经》，属于收涩药。

[来源] 木兰科植物五味子或华中五味子的成熟果实。前者习称"北五味子"，主产于东北；后者习称"南五味子"。

[产地] 主产于西南及长江流域以南各省。

[性味] 酸、甘，温；归肺、心、肾经。

[功效] 收敛固涩，益气生津，补肾宁心。

[使用注意] 凡表邪未解、内有实热、咳嗽初起、麻疹初期，均不宜用。

[用法用量] 煎服，3～6克；研末服，1～3克。

▶▶ 用于久咳虚喘。本品味酸收敛，甘温而润，能上敛肺气，下滋肾阴，为治疗久咳虚喘之要药。治肺肾两虚喘咳，常与山茱萸、熟地黄、山药等同用。

▶▶ 用于自汗、盗汗。本品善敛肺止汗，可与麻黄根、牡蛎等同用，可以有效改善自汗、盗汗病症。

▶▶ 用于遗精、滑精。本品甘温而涩，入肾，能补肾涩精止遗，为治肾虚精关不固遗精、滑精之常用药。常与桑螵蛸、附子、龙骨、麦冬、山茱萸、熟地黄、山药等同用。

▶▶ 用于脾肾虚寒久泻不止。本品能涩肠止泻，常与补骨脂、吴茱萸、肉豆蔻同用，如四神丸。

▶▶ 用于津伤口渴、消渴。本品甘以益气，酸能生津，具有益气生津止渴之功。五味子配合人参、麦冬一起服用，可以有效治疗热伤气阴、汗多口渴的病症。

▶▶ 用于心悸、失眠、多梦。本品既能补益心肾，又能宁心安神。

☯ 山茱萸

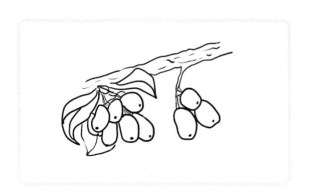

山茱萸记载于《神农本草经》，属于收涩药。本品性温而不燥，补而不峻，补益肝肾，既能益精，又可助阳，为平补阴阳之要药。

［来源］山茱萸科植物山茱萸的成熟果肉。

［产地］主产于浙江、安徽、河南、陕西、山西等地。

［性味］药味酸、涩，性微温。归肝、肾经。

［功效］补益肝肾，收敛固涩。

［使用注意］素有湿热而致小便淋涩者，不宜应用。

［用法用量］煎服，5～10克，急救固脱20～30克。

▶▶用于腰膝酸软、头晕耳鸣、阳痿。本品酸、微温、质润，其性温而不燥，补而不峻，补益肝肾，既能益精，又可助阳，为平补阴阳之要药。治肝肾阴虚所致头晕目眩、腰酸耳鸣者，常与熟地黄、山药等配伍；治肾阳虚阳痿者，多与鹿茸、补骨脂、巴戟天、淫羊藿等配伍，以补肾助阳。

▶▶用于遗精、滑精、遗尿、尿频。本品既能补肾益精，又能固精缩尿，于补益之中又具封藏之功，为固精止遗之要药。治肾虚精关不固之遗精、滑精者，常与熟地黄、山药等同用；治肾虚膀胱失约之遗尿、尿频者，常与覆盆子、金樱子、沙苑子、桑螵蛸等药同用。

▶▶用于崩漏、月经过多。本品入于下焦，能补肝肾、固冲任以止血。治妇女肝肾亏损、冲任不固之崩漏及月经过多者，常与熟地黄、白芍、当归等同用；若脾气虚弱、冲任不固而漏下不止者，常与龙骨、黄芪、白术、五味子等同用。

▶▶用于大汗不止，体虚欲脱。本品酸涩性温，能收敛止汗，固涩滑脱，为防止元气虚脱之要药。治大汗欲脱或久病虚脱者，常与人参、附子、龙骨等同用，如来复汤。

此外，本品亦治消渴。

覆盆子

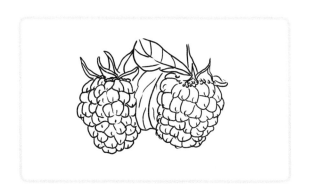

覆盆子记载于《名医别录》，属于收涩药。

［来源］蔷薇科植物华东覆盆子的未成熟果实。

［产地］主产于浙江、福建等地。

［性味］甘、酸，微温；入肝、肾经。

［功效］固精缩尿，益肝肾，明目。

［用法用量］煎服，5～10克。

▶▶用于遗精、滑精、遗尿、尿频。本品甘、酸，微温，主入肝肾，既能收涩固精缩尿，又能补益肝肾。常与枸杞子、菟丝子、五味子、桑螵蛸、益智仁、补骨脂等同用。

▶▶用于肝肾不足、目暗不明。本品能益肝肾明目，常与枸杞子、桑椹、菟丝子等同用。

桑螵蛸

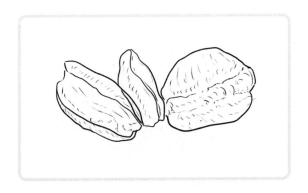

桑螵蛸记载于《神农本草经》，属于收涩药。

［来源］螳螂科昆虫大刀螂、小刀螂或巨斧螳螂的卵鞘，分别习称"团螵蛸""长螵蛸""黑螵蛸"。

［产地］全国大部分地区均产。

［性味］甘、咸，平；归肝、肾经。

［功效］固精缩尿，补肾助阳。

［使用注意］本品助阳固涩，故阴虚多火、膀胱有热而小便频数者忌用。

［用法用量］煎服，6～10克。

▶▶用于遗精、滑精、遗尿、尿频、白浊。本品甘能补益，咸以入肾，性收敛。能补肾气、固精关、缩小便。为治疗肾虚不固之遗精、滑精、遗尿、尿频、白浊的良药。常与龙骨、五味子、制附子、远志、石菖蒲等配伍。

▶▶用于阳痿。本品有补肾助阳的功效。可治肾虚阳痿，常与鹿茸、肉苁蓉、菟丝子等同用。

此外，在收涩药中，金樱子、莲子、芡实、海螵蛸这几味药，都有益肾、固精、止带的作用。

第三节

补肾中成药

中成药的优点在于免去了煎药的苦，居家、旅行存储方便，特别对于慢性疾病来说，是一个优选方案。但其不像中药处方，可以灵活辨证，个性化处方，因此有时候疗效会降低，乃至不对证。且因制剂工艺的不同，中成药的组分与传统汤剂相比，略有差异。

本文仅列举其中一二，以古方为主，仅供参考。

中成药分为非处方药（OTC）和处方药。非处方药是消费者可不经过医师处方，直接从药店购买，不在医疗专业人员指导下就能安全使用，即不需要凭借执业医师或执业助理医师的处方即可自行选购、使用的药品。但需要注意非处方药和保健品的差别，保健品不能替代药品，说明书不能含有功效、主治等内容。

一、六味地黄丸世家

辉煌的六味地黄丸家族，从宋代钱乙开始，衍生了杞菊地黄丸、知柏地黄丸、归芍地黄丸、麦味地黄丸、桂附地黄丸、七味都气丸等名闻天下的儿孙弟子辈，牢牢占据"补肾界"半壁江山。

六味地黄丸加减在现代中医临床运用广泛，比如糖尿病肾病早期、高脂血症、肝脏疾病、甲状腺瘤和肺癌的辅助治疗、围绝经期综合征、高血压、过敏性鼻炎、肺结核的辅助治疗、骨质疏松症、儿童支气管哮喘、慢性再生障碍性贫血等。但注意中医临床施方用药建立在辨证基础上，不可随意妄用。

1. 六味地黄丸 　为非处方药。由熟地黄、山茱萸、干山药、泽泻、牡丹皮、茯苓6味中药组成，按8：4：4：3：3：3比例配伍成方。主要功效是滋阴补肾。对于肾阴虚所致的头晕耳鸣、腰膝酸软、骨蒸潮热、消渴、盗汗、遗精有治疗作用。

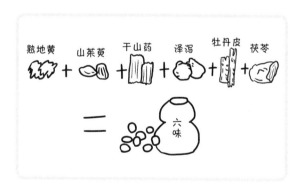

点评：六味地黄丸不是神药，肾阴虚可以导致腰酸等诸症，但腰酸不等同于肾阴虚，必须仔细甄别，咨询临床医师或药师意见后，方可使用。

2. 杞菊地黄丸 为非处方药。由"六味地黄丸＋枸杞子、菊花"组成。主要功效是滋肾养肝。对于肝肾亏虚所致的眩晕耳鸣、迎风流泪、视物眼花、羞明畏光有一定作用。

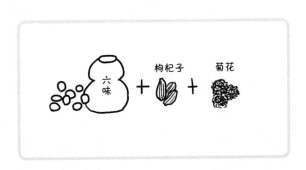

点评：杞菊地黄丸出自明代《审视瑶函》。古人常用以治疗目病，如清代《顾松园医镜》。焦树德教授亦有专门论述。现代临床研究表明，杞菊地黄丸对青光眼、干眼症、老年性黄斑变性、老年性白内障、糖尿病视网膜病变、高血压、女性围绝经期失眠、注意力缺陷 - 多动障碍、慢性乙型肝炎等均有一定的治疗作用。

3. 知柏地黄丸 为非处方药，原名滋阴八味丸，由"六味地黄丸＋知母、黄柏"组成。主要功效是滋阴清热。对于阴虚火旺所致的潮热盗汗、口干咽痛、耳鸣遗精、小便短赤有一定作用，但注意脾胃虚弱、大便溏泄者忌用。

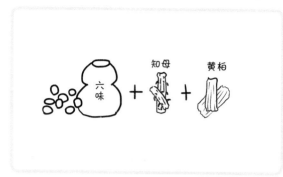

点评：知柏地黄丸出自明代《症因脉治》。现代临床知柏地黄丸还应用于慢性牙周炎、复发性口腔溃疡、女童特发性性早熟、免疫性不孕、围绝经期综合征、注意力缺陷 - 多动障碍、老年女性压力性尿失禁、慢性前列腺炎、单发良性甲状腺结节、原发性肾病综合征等。

4. 归芍地黄丸　为非处方药，由"六味地黄丸 + 当归、白芍"组成，具有滋肝肾、补阴血、清虚热的功效。主治肝肾两虚、阴虚血少所致头晕目眩、耳鸣咽干、午后潮热、腰腿酸痛、足跟疼痛，但注意肾阳虚或脾虚湿盛者禁服本药。

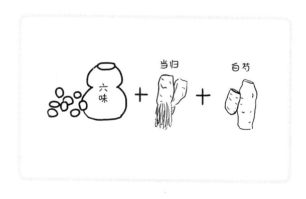

点评：归芍地黄丸出自明代《症因脉治》。《圆运动的古中医学》推其治疗阴虚肝枯之水泻，发人深思。现代中医临床用于妇科疾病居多，如月经不调、功能失调性子宫出血，亦有治疗帕金森病、复发性口腔溃疡、高原性缺氧、肾病综合征等的相关研究。

5. 明目地黄丸　为非处方药，由"归芍地黄丸＋枸杞子、菊花、蒺藜、石决明"组成（出自《中国药典》），具有滋阴、养肝、明目的功效。主要针对肝肾阴虚所致目涩畏光、迎风流泪、视物模糊。为眼科专用药。

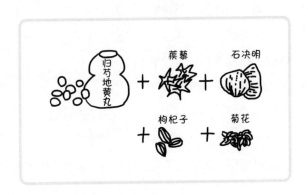

点评：《景岳全书》亦载有明目地黄丸，由熟地黄、生地黄、防风、杏仁、牛膝、石斛、枳壳组成，其言："治男妇肝肾俱虚，风邪所乘，热气上攻，翳障，目涩多泪。"不可混淆。视力模糊第一件事应该是去眼科就诊，避免延误诊断治疗时机。本药目前应用于干眼症、大龄儿童弱视、视神经萎缩、视网膜色素变性、老年性白内障早期、糖尿病性视网膜病变等眼科诸疾。

6. 麦味地黄丸　为非处方药，由"六味地黄丸＋麦冬、五味子"组成，具有滋肾养肺的功效。主要针对肺肾阴虚所致潮热盗汗、咽干咳血、眩晕耳鸣、腰膝酸软、消渴等。

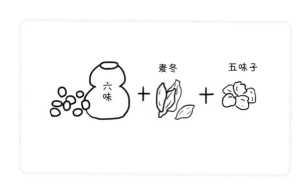

点评：麦味地黄丸出自清代《医级宝鉴》。《李翰卿医学全集》用于治疗肺肾阴虚咳嗽，黄昏时咳嗽发作者。现代中医临床治疗慢性阻塞性肺疾病合并肺源性心脏病，辅助治疗老年人肺结核、防治肺癌放疗导致的放射性肺炎、矽肺、儿童哮喘、咳嗽变异性哮喘等，亦可用于阴虚盗汗、围绝经期前后诸症、老年性甲状腺功能亢进症、产后汗出异常、糖尿病性心脏病等。

7. 桂附地黄丸　为非处方药，由"六味地黄丸＋肉桂、附子"组成，具有温补肾阳的功效。主要用于肾阳虚所致腰膝酸冷、肢体浮肿、小便不利或反多、痰饮咳喘、消渴等。注意阴虚内热者不宜用。

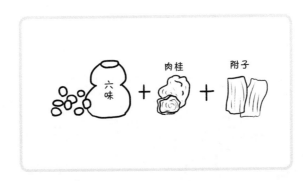

点评：桂附地黄丸由张仲景《金匮要略》肾气丸演变而来。清代《妇科心法要诀》言："妇人阴冷，皆由风寒乘虚客于子脏，久之血凝气滞，多变他证，且艰于受孕，宜多服桂附地黄丸。"现代临床用于腰椎间盘突出症、抗精神病药引起的高催乳素血症、绝经期后女性张力性尿失禁、干燥综合征、良性前列腺增生、慢性前列腺炎、糖尿病周围神经病变、复发性口腔溃疡、小儿遗尿等。

8. 都气丸　为非处方药，由"六味地黄丸＋五味子"组成。具有补肾纳气、涩精止遗的功效。主要用于肾虚不能纳气之喘促，或久咳而咽干气短、遗精盗汗、小便频数。

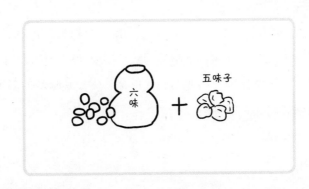

点评：都气丸出自清代《医宗己任编》。本药用于治疗肺系疾病居多，如慢性支气管炎、慢性阻塞性肺疾病、小儿哮喘肾不纳气证、特发性肺间质纤维化，辅助治疗艾滋病合并肺部感染等，亦有治疗顽固性呃逆、慢性肾小球肾炎、前列腺增生等研究。

9. 金匮肾气丸　为非处方药。其实本名是济生肾气丸，又名加味肾气丸，由"桂附地黄丸＋牛膝、车前子"组成。主要功效是温补肾阳、化气行水。主要用于肾虚水肿、腰膝酸软、小便不利、畏寒肢冷。

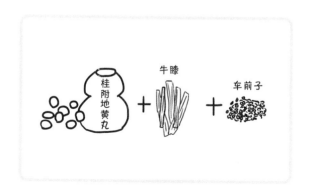

点评：金匮肾气丸出自宋代《济生方》。《医方集解》言："此足太阴、少阴药也。桂附八味丸滋真阴而能行水，补命火因以强脾，加车前利小便而不走气，加牛膝益肝肾借以下行，故使水道通而肿胀已，又无损于真元也。"现代中医临床用于男性不育症、慢性肾小球肾炎、小细胞肺癌辅助治疗、糖尿病肾病早期、放疗辐射损伤、慢性电离辐射损伤、糖尿病神经源性膀胱、骨质疏松、庆大霉素所致肾和耳损害、老年轻度认知功能障碍、肺纤维化、支气管哮喘等。

二、金水宝

金水宝为非处方药,主要成分是发酵虫草菌粉 Cs-4。功效:补益肺肾,固精益气。用于肺肾两虚,精气不足,久咳虚喘,神疲乏力,不寐健忘,腰膝酸软,月经不调,阳痿早泄;慢性支气管炎、慢性肾功能不全、高脂血症、肝硬化见上述证候者。

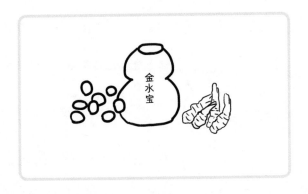

点评:本药是人工虫草,为人工发酵菌丝体,作用与天然虫草类似,我们熟悉的冬虫夏草是虫草的一种,虫草种类共有 507 种。冬虫夏草始见于《本草从新》:"保肺益肾,止血化痰,已劳嗽。"现代有研究提示凉山虫草、霍克斯虫草、秦巴蛹虫草、新疆虫草、香棒虫草、蔗蛾虫草、蝉花等品种的主要氨基酸成分与冬虫夏草相似,可以作为冬虫夏草的替代品。另外,虫草具有一定的雄激素样作用和抗雌激素样作用，儿童、孕妇服用需要慎重。

三、石斛夜光丸

　　石斛夜光丸为非处方药。主要成分：石斛、人参、山药、茯苓、甘草、肉苁蓉、枸杞子、菟丝子、生地黄、熟地黄、五味子、天冬、麦冬、苦杏仁、防风、川芎、枳壳（麸炒）、黄连、牛膝、菊花、沙苑子（盐炒）、青葙子、决明子、水牛角浓缩粉、羚羊角。功效：滋阴补肾，清肝明目。用于肝肾两亏，阴虚火旺，内障目暗，视物昏花。为眼科专药。

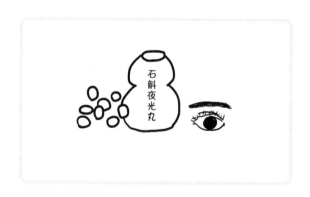

　　点评：本方首见于元代医家沙图穆苏《瑞竹堂经验方·羡补门》中，名为夜光丸。现代中医临床用于肝肾阴虚型干眼症、青光眼术后、中心性浆液性脉络膜视网膜病变、慢性葡萄膜炎、玻璃体变性混浊等。其实原方是补益肝肾的方子，因此在非眼科疾患中亦有一定的应用。

四、左归丸

左归丸为非处方药。主要成分：枸杞子、龟甲胶、鹿角胶、牛膝、山药、山茱萸、熟地黄、菟丝子。功效：滋阴补肾。用于真阴不足，腰膝酸软，盗汗，神疲口燥。

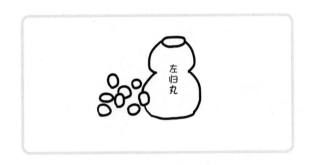

点评：本方出自明代张介宾《景岳全书》卷五十一。相比六味地黄丸，没有"三泻"。《何氏虚劳心传》言："即从纯补，犹嫌不足，若加苓、泽渗利，未免减去补力，奏功为难，故群队补阴药中更加龟、鹿二胶，取其为血气之属，补之效捷耳。"现代有关于其治疗卵巢功能早衰、肝肾阴虚型老年性痴呆、糖皮质激素性骨质疏松、精液异常、男性不育症、青春期崩漏等的临床研究。

五、右归丸

右归丸为非处方药。主要成分：熟地黄、炮附片、肉桂、山药、酒山茱萸、菟丝子、鹿角胶、枸杞子、当归、盐杜仲。功效：温补肾阳，填精止遗。用于肾阳不足，命门火衰，腰膝酸冷，精神不振，怯寒畏冷，阳痿遗精，大便溏薄，尿频而清。

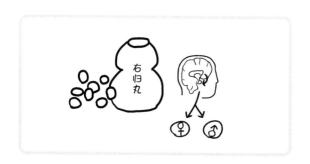

点评：右归丸出自明代《景岳全书》。《医略六书》亦记载右归丸，药物组成不同，后世一般采用张景岳的方子。现代研究显示，右归丸可以调节肾阳虚大鼠的下丘脑-垂体-性腺轴，临床用于老年甲状腺功能减退、多囊卵巢综合征、月经过少、骨质疏松、围绝经期综合征、男性雄激素缺乏综合征、雄激素致排卵障碍型不孕、冠心病心绞痛等。

六、缩泉丸

缩泉丸为非处方药。主要成分：益智仁、乌药、山药。功效：温肾祛寒，缩小便。主治下焦虚寒、小便频数及小儿遗尿症。为泌尿科专用药。

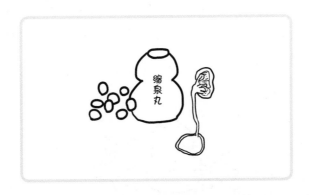

点评：缩泉丸出自南宋·陈自明《妇人大全良方》。《医方考》曰："脬气者，太阳膀胱之气也。膀胱之气，贵于冲和，邪气热之则便涩，邪气实之则不出，正气寒之则遗尿，正气虚之则不禁。是方也，乌药辛温而质重，重者坠下，故能疗肾间之冷气；益智仁辛热而色白，白者入气，故能壮下焦之脬气。脬气复其元，则禁固复其常矣。"现代临床用于治疗小儿遗尿、绝经期后女性张力性尿失禁、尿道综合征、女性特发性膀胱过度活动症、老年性非感染性尿频、氯氮平所致流涎、小儿神经性尿频、慢性前列腺炎等。

七、金锁固精丸

金锁固精丸为非处方药。主要成分：沙苑子（炒）、芡实（蒸）、莲子、莲须、龙骨（煅）、牡蛎（煅）。功效：补肾涩精。用于肾虚不固，遗精滑泄，神疲乏力，四肢酸软，腰痛耳鸣。但注意其并不适用于肾阳虚症状较明显的患者。

如属心肝火旺或下焦湿热所扰以致遗精者，禁用本药。

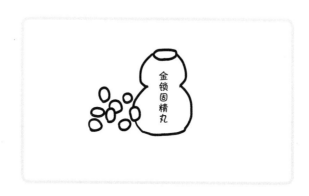

点评：金锁固精丸出自清代汪昂的《医方集解》。《医方集解》言："此足少阴药也。蒺藜补肾益精，莲子交通心肾，牡蛎清热补水，芡实固肾补脾，合之莲须、龙骨，皆涩精秘气之品，以止滑脱也。"现代临床不单用于早泄、滑精、遗精，亦有治疗骨折愈合迟缓、糖尿病肾病、重症肌无力、小儿遗尿、慢性泄泻、儿童虚喘、产后尿失禁、药物流产后腹泻、前列腺炎等的研究。

八、河车大造丸

河车大造丸为非处方药。主要成分：紫河车、熟地黄、天冬、麦冬、杜仲（盐炒）、牛膝（盐炒）、黄柏（盐炒）、醋龟甲、人参、五味子。功效：滋阴清热，补肾益肺。用于肺肾两亏，虚劳咳嗽，骨蒸潮热，盗汗遗精，腰膝酸软。

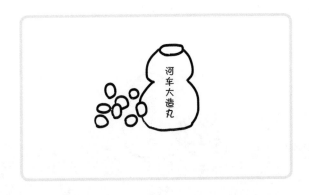

　　点评：本方出自明代《扶寿精方》。《医方集解》曰："此手太阴、足少阴药也。河车本血气所生，大补气血为君；败龟甲阴气最全，黄柏禀阴气最厚，滋阴补水为臣。杜仲润肾补腰，腰者肾之府；牛膝强筋壮骨，地黄养阴退热，制以茯苓、砂仁，入少阴而益肾精；二冬降火清金，合之人参、五味，能生脉而补肺气。大要以金水为生化之源，合补之以成大造之功也。"现代临床应用于肝肾不足型原发性骨质疏松、抗抑郁药所致阳痿、肾精不足型耳鸣、产后足跟痛、椎基底动脉供血不足性眩晕、支气管哮喘缓解期、血管性痴呆、男性不育症等。

九、五子衍宗丸

　　五子衍宗丸为非处方药。主要成分：枸杞子、菟丝子（炒）、覆盆子、五味子（蒸）、车前子（盐炒）。功效：补肾益精。主治肾虚精亏所致的阳痿不育、遗精早泄、腰痛、尿后余沥。

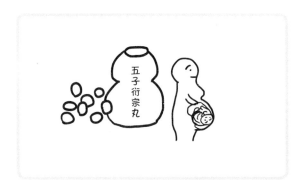

点评：出自明代《摄生众妙方》。王肯堂云："药止五味，为繁衍宗嗣种子第一方也，故名。"现代临床研究主要在生殖科，如精液异常男性不育、黄体功能不全性不孕、Leber 遗传性视神经萎缩、排卵障碍性不孕，尚有糖尿病性白内障、乳腺癌化疗相关性疲劳、抗衰老、肾病蛋白尿、血小板减少性紫癜等研究。

十、七宝美髯丹

七宝美髯丹为非处方药。主要成分：赤何首乌、白何首乌、赤茯苓、白茯苓、牛膝、当归、枸杞子、菟丝子、补骨脂。功效：补益肝肾，乌发壮骨。主治肝肾不足证。须发早白，脱发，牙齿动摇，腰膝酸软，梦遗滑精，肾虚不育等。

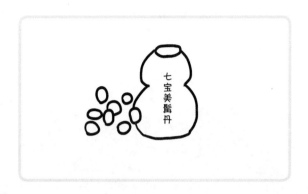

点评：出自《本草纲目》卷十八引《积善堂方》。《医方集解》言："此足少阴、厥阴药也。何首乌涩精固气，补肝坚肾为君；茯苓交心肾而渗脾湿；牛膝强筋骨而益下焦；当归辛温以养血；枸杞甘寒而补水；菟丝子益三阴而强卫气；补骨脂助命火而暖丹田。此皆固本之药，使荣卫调适，水火相交，则气血太和，而诸疾自已……即有加减，当各依本方随病而施损益。今人多以何首乌加入地黄丸中，合两方为一方，是一药二君，安所适从乎？失制方之本旨矣。"现代临床用于斑秃、肾虚排卵障碍性不孕、再生障碍性贫血、围绝经期综合征、精液不液化、阿尔茨海默病等。

十一、乌灵胶囊

乌灵胶囊为非处方药。主要成分：发酵乌灵菌粉。功效：补肾健脑，养心安神。主治：心肾不交所致的失眠、健忘、心烦、心悸、神疲乏力、腰膝酸软、头晕耳鸣、少气懒言，脉细或沉、无力；神经衰弱见上述证候者。

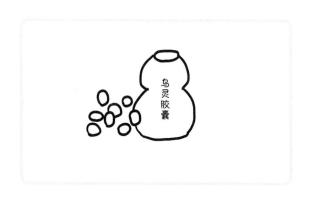

点评：本药来自药用真菌——乌灵菌，经现代生物技术精炼而成。现代临床研究用于失眠症、焦虑症、抑郁症、三叉神经痛、功能性消化不良、肠易激综合征、偏头痛、心脏神经症、慢性精神分裂症辅助治疗，当然，其亦有部分补益功效。

十二、耳聋左慈丸

耳聋左慈丸为非处方药。主要成分：磁石、熟地黄、山茱萸、牡丹皮、山药、茯苓、泽泻、北五味子、石菖蒲。功效：滋阴补肾，潜阳聪耳。主治肝肾阴虚所致耳聋耳鸣、头晕目暗、腰膝酸软、遗精，舌红少苔，脉细数。

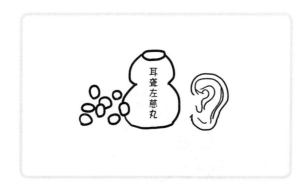

点评：本方出自清·何廉臣《重订广温热论》。早期文献报道本方可治疗喘息性支气管炎、白内障、遗精等病症。实验研究表明，本方能降低硫酸庆大霉素引起的听觉反应阈值上升幅度，具有保护耳蜗毛细胞琥珀酸脱氢酶、保护耳蜗毛细胞溶酶体完整性、降低庆大霉素耳毒性的作用。

中成药的便利性毋庸置疑，不同的生产厂家疗效似有差异，本文不做评论。虽然大部分是非处方药，群众选择仍需谨慎小心，最好是在中医师指引下使用，避免久服无效，或引发病症加重，或延误时机，导致不治。

第四节

补肾方剂

如果说中医是一门博大精深的艺术，那么中药、方剂、针灸、按摩、食疗，莫不构成一幅宏大画卷，如果问中医的灵魂所在，自然是中医辨证论治理论，而中医方剂，便是这个理论开花产生的果实。

中医方剂内含君、臣、佐、使，宛如行兵作战，梯次分明。

君药：在处方中对处方的主证或主病起主要治疗作用的药物。它体现了处方的主攻方向，其药力居方中之首，是组方中不可缺少的药物。

臣药：辅助君药加强治疗主病和主证的药物。

佐药：一是佐助药，用于治疗次要兼证的药物；二是佐制药，用以消除或减缓君药、臣药的毒性或烈性的药物；三是反佐药，即根据病情需要，使用与君药药性相反而又能在治疗中起相成作用的药物。

使药：一是引经药，引方中诸药直达病所的药物；二是调和药，即调和诸药的作用，使其合力祛邪，如牛膝、甘草就经常作为使药入方。

▷▷▷ **追本溯源**

1.《黄帝内经素问·至真要大论》记载："主病之谓君，佐君之谓臣，应臣之谓使。""君一臣二，制之小也。君一臣三佐五，制之中也。君一臣三佐九，制之大也。"

2.《神农本草经》记载："上药一百二十种为君，主养命以应天……中药一百二十种为臣，主养性以应人……下药一百二十种为佐使，主治病以应地……药有君、臣、佐、使，以相宣摄合和。"

3.《脾胃论》记载："君药分量最多，臣药次之，使药又次之。不可令臣过于君，君臣有序，相与宣摄，则可以御邪除病矣。"

肾虚类的方剂浩如烟海，本文攫取其中一二，以供参详。

一、肾阴虚

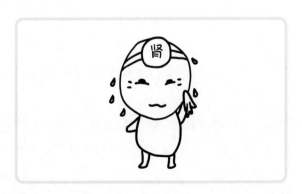

六味地黄丸

[组成] 熟地黄 24 克，山茱萸、干山药各 12 克，泽泻、牡丹皮、茯苓（去皮）各 9 克。

[服用方法] 水煎服，每日 1 剂，温服。或加量共为细末，炼蜜为丸，如梧桐子大；每次 6 ~ 9 克，每日 3 次，空腹淡盐汤送下。

[主治] 肝肾阴虚证。腰膝酸软，头晕目眩，耳鸣耳聋，盗汗，遗精，消渴，骨蒸潮热，手足心热，口燥咽干，牙齿动摇，足跟作痛，小便淋沥，以及小儿囟门不合，舌红少苔，脉沉细数。

[功用] 滋补肝肾。

本方是补肾的祖方，流传千年。最值得寻味的是"三补三泻"的配伍思路。这是宋代儿科名医钱乙创制的方子。据说有一天，有位太医拿着钱乙开的儿科方子来"讨教"，略带嘲讽地问："张仲景《金匮要略》的地黄丸有八味药，而你这方子只有六味，好像少开了两味药，大概是遗忘了吧？"钱乙说："张仲景的八味地黄丸是给大人用的。小孩子阳气稚嫩，所以减去肉桂、附子这两味壮阳的药，制成六味地黄丸，免得孩子吃了过于暴热而流鼻血，你看行吗？"这位太医听了，连声道佩服。钱乙的学生赶紧记载下来，编入《小儿药证直诀》。就这样钱乙所创制的"六味地黄丸"流传开来，直到今天，仍广泛运用于临床。

▷▷▷ **追本溯源**

本方出自《小儿药证直诀》。《吴医汇讲》曰："此为补阴之主方，补五脏之阴以纳于肾也。脏阴亏损，以熟地大滋肾阴，壮水之主以为君。用山萸肉之色赤入心，味酸入肝者，从左以纳于肾。山药之色白入肺，味甘入脾者，从右以纳于肾。又用三味通腑者，恐腑气不宣，则气郁生热，以致消烁脏阴，故以泽泻清膀胱，而后肾精不为相火所摇；又以丹皮清血分中热，则主血之心，藏血之肝，俱不为火所烁矣。又以茯苓清气分之热，则饮食之精，由脾输肺以下降者，亦不为火所烁矣。夫然后四脏之真阴无所耗损，得以摄纳精液，归入肾脏，肾受诸脏之精液而藏之矣。从来囫囵看过，未识此方之元妙，至于此极。今将萸肉、山药二味分看，一入心肝，一入肺脾，既极分明，而气味又融洽。将熟地、萸肉、山药三味总看，既能五脏兼入，不致偏倚，又能将诸脏之气，尽行纳入肾脏，以为统摄脏阴之主，而不致两歧。至泽泻、茯苓、丹皮与三补对看，其配合之妙，亦与三补同法。制方妙义，周备若此，非臻于神化者，其孰能之？惟其兼补五脏。"

⚕ **三才封髓丹**

［组成］人参、天冬、熟地黄各 15 克，黄柏 90 克，砂仁 45 克，甘草 22.5 克。

［服用方法］将上述药物粉碎后，用米糊制成丸剂，每日服用 3 次，每次服用 10 克。亦可作水煎剂。

　　［主治］阴虚火旺，相火妄动，扰动精室之梦遗、滑精，失眠多梦，腰膝酸软，五心烦热，口干舌燥等症。

　　［功用］泻火坚阴，固精封髓。

　　本方是治疗滑精的方子。听名字知道，这是一个来自道家的方剂，道士喜欢炼丹，其中最著名的就是孙思邈，很多药方出自他们。"三才"指代"天、地、人"，对应人体上、中、下三焦。杜少辉教授记录了一个病案：有一七十余岁男性，糖尿病史10余年，近1个月来出现舌麻不知味，舌红，舌苔剥脱，间作舌灼热，食纳可，口干，夜尿多，每晚4～6次，大便稍结，察其舌虽红少苔，但舌嫩，脉细，尺脉弱。处方：天冬、熟地黄、生地黄、黄柏（盐水炒）、炙甘草各10克，党参30克，砂仁（后下）20克，水煎服，每日1剂。服药3剂，舌上生薄白苔，服药5剂后舌麻好转，继续服10剂后舌麻大减，舌上遍布薄白苔。可谓药到病除。

▷▷▷ **追本溯源**

　　1. 本方出自《医学发明》。方中人参补脾益气；天冬滋阴补肺生水；熟地黄补肾滋阴；黄柏坚阴泻火；砂仁行滞醒脾；甘草既助人参宁心益气，又缓黄柏苦燥之弊。将熟地黄改为生地黄，滋阴降火，补肾水真阴；人参改为南沙参，养阴清肺。临床报道本方亦可用于牙痛、慢性咽炎、急性喉炎属虚火上炎者。

　　2.《医宗金鉴》有"封髓丹为固精之要药"的赞语。《慎斋遗书》记载一医案："一妇泄泻，两尺无神，此肾燥不合也。"张东扶在注文中说："'肾燥不合'，四字妙极。凡物润则坚密无缝，燥则破绽有痕。"又说："余因慎斋'肾燥不合'之语，因思滑精一证，理亦同情。"那么"封髓"就是治"肾不合"，而善治"肾不合"所致滑精，就是"固精之要药"。封髓丹方所治病证是在肾燥不合基础上的相火妄动。

☯ 玉女煎

[组成] 石膏 15 ～ 30 克，熟地黄 9 ～ 30 克，麦冬 6 克，知母、牛膝各 5 克。

[服用方法] 水煎服。阴津不足者宜温服；胃火有余者宜冷服。

[主治] 胃热阴虚证。头痛牙痛，牙齿松动，齿龈出血，烦热口渴，舌红苔黄而干，脉浮洪滑大，重按无力。亦治消渴、消谷善饥等。

[功用] 清胃热，滋肾阴。

本方是治疗牙痛的方子。"玉女"是什么意思？有三种说法：一是古代道家称肾为"玉女"，本方可滋补肾水，故名；二是中国民间传说观音菩萨左有金童，手持净瓶，右有玉女，手持柳枝，观音用柳枝蘸净瓶之水，洒于大地则清凉滋润，喻本方有滋阴降火之功；三是石膏颜色洁白无暇，性阴寒，象征玉女。本方以状如"玉女"之石膏为主药，既补肾水之不足，又泻胃火之有余，宛若观音大士用柳枝蘸净瓶之水洒于大地，使阴虚火亢之证迅速得以平息，所以名"玉女煎"。

刘志龙教授记录了一个医案：曾某，女，2015年2月13日初诊，主诉：牙痛1周。现牙痛伴有左侧面颊肿痛，牙龈红肿，患者自述疼痛侧上、下颌牙齿无龋坏、无咬合不适或咬合痛。上颌窦区及颞颌关节区无压痛，浅表淋巴结无肿大，颌下淋巴结触诊无疼痛。另有腹胀，舌淡红苔黄，脉左弱右弦。既往体健，无冠心病史和心绞痛史。辨证认为此牙痛乃胃热阴虚，方用玉女煎化裁，以清胃热、滋肾阴为主。处方如下：生石膏30克，麦冬15克，知母15克，怀牛膝20克，陈皮10克，茯苓15克，肉桂5克，砂仁5克，5剂。病症自解。

▷▷▷ **追本溯源**

本方出自《景岳全书》。本方证乃阴虚胃热、虚火上攻所致，即"少阴不足，阳明有余。"阳明有余，胃热上攻，少阴不足，虚火上炎，既灼伤津液，又损伤血络，则见头痛牙痛，齿龈出血，烦热口渴；肾主骨，齿为骨之余，肾虚不足，则牙齿松动；胃热有余，消谷善饥；舌红苔黄而干，脉浮洪滑大，重按无力，为胃热阴虚之证。故治宜清胃热，滋肾阴。方中石膏辛、甘，大寒，以清泄胃火，为君药。熟地黄甘温以滋补肾阴，为臣药。二药合用，清火而滋水，虚实兼顾。知母助石膏清胃火；麦冬助熟地黄滋肾阴，共为佐药。牛膝引血热下行，兼补肝肾，为佐使药。本方能清能补，标本兼顾，以清为主，使胃热得清，肾阴得补，则诸症自愈。

🔵 首乌延寿丹

[组成] 何首乌 2160 克、豨莶草 480 克、菟丝子 480 克、杜仲 240 克、牛膝 240 克、女贞子 240 克、霜桑叶 240 克、忍冬藤 120 克、生地黄 120 克、桑椹膏 500 克、黑芝麻膏 500 克、金樱子膏 500 克、墨旱莲膏 500 克。

[服用方法] 酌加炼熟白蜜，捣丸。每次 10 克，每日 2 次，温开水送服。

[主治] 肝肾不足，头晕眼花，耳鸣重听，四肢酸麻，腰膝无力，夜尿频数，须发早白等。

[功用] 补益肝肾，滋养精血。

本方是治疗须发早白的方子。明代著名书画家董其昌，晚年服首乌延寿丹，须发由白转黑，精力旺盛，享年 81 岁。清代康熙年间有人收藏董氏手写延寿丹方药真迹，为其晚年所为；随后，许多达官显贵服用延寿丹，出现白发转黑、腰脚轻健。晚清名医陆九芝对董氏延寿丹非常信服，亦取此方自养，古稀之年须发未见斑白，灯下能写细字，认为此方治疗老年病"最为无弊"，故将此方收载于所著《世补斋医书》中，后又被苏州名医谢元庆收录于《良方集腋》一书中。

▷▷▷　**追本溯源**

本方出自《世补斋医书》，主要用于治疗肝肾亏虚、精血不足所致的早衰之证。方用何首乌、女贞子、桑椹、黑芝麻等养肝肾、益精髓、壮筋骨、乌须发，菟丝子等补肾助阳以化阴，豨莶草、忍冬藤等祛风湿热邪、舒筋活络，全方阴中寓阳，具生发之性，补精血兼祛邪舒络，正邪并顾。临床应用，以头晕眼花、耳鸣、腰膝酸软、须发早白等为辨证要点。改作汤剂，临床如见肝肾不足、阴虚阳亢、风阳上扰者，加天麻、钩藤、牡蛎；精血虚弱、心神不宁者，加酸枣仁、远志；小便夜间增多者，加芡实、五倍子。脾胃虚弱，食少便溏者，不宜使用本方。现代药理研究证实，本方可降低实验性动脉粥样硬化动物血清胆固醇水平，减轻动脉内膜斑块的形成和脂质沉积。

二、肾阳虚

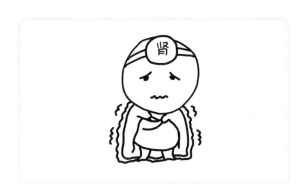

◉ 肾气丸

　　［组成］干地黄240克，山药、山茱萸各120克，泽泻、茯苓、牡丹皮各90克，桂枝、附子（炮）各30克。

　　［服用方法］上为末，炼蜜为丸，如梧桐子大。每服15

丸（6克），加至25丸（10克），每日2次。亦可作汤剂，用量按原方比例酌减。

［主治］肾阳不足证。腰痛脚软，腰以下常有冷感，少腹拘急，小便不利，或小便反多，入夜尤甚，阳痿早泄，舌淡而胖，脉虚弱，尺部沉细，以及痰饮、水肿、消渴、脚气、转胞等。

［功用］补肾助阳。

肾气丸无疑是千古名方。《圆运动的古中医学》记载了一个医案：有位七十六岁的老先生，每在大暑和小暑天气，就会出现全身瘙痒难耐，胃口差，脉象虚弱散漫。前去请中医诊治，医师觉得既然胃口不好，应该是中焦虚寒，给予附子理中丸，谁知过两天，患者回来说，瘙痒不但没好，还出现了头晕。医师重新整理思路，考虑患者为下焦虚寒，给予肾气丸治疗，每天服用两钱药，到立秋时候一共服用了大概三两，已经诸病痊愈，脉象平和。而第二年、第三年，再未发病。

▷▷▷ **追本溯源**

1. 本方出自《金匮要略》。本方主治病症皆由肾阳虚、命门之火不足所致。腰为肾之府，肾为先天之本，内寓命门真火，为人体阳气之根，命门火衰，温化失常，百病丛生。肾阳不足，不能温养下焦，故腰痛脚软，腰以下常有冷感，少腹拘急；肾阳虚弱，不能化气利水，水停于内，则小便不利，少腹拘急，甚或转胞；肾阳亏虚不能蒸化水液，水液直趋下焦，津不上承，故消渴，小便反多；肾主水，肾阳虚弱，气化失常，水液失调，留滞为患，可发为水肿、痰饮、脚气等。病症虽多，病机均为肾阳亏虚，命火不足，所以异病同治，治宜补肾助阳，即王冰所谓"益火之源，以消阴翳"之理。

2. 加味肾气丸：出自《济生方》。附子（炮）15克，白茯苓（去皮）、泽泻、山茱萸（取肉）、山药（炒）、车前子（酒蒸）、牡丹皮（去木）各30克，肉桂（不见火）、川牛膝（去芦，酒浸）、熟地黄各15克，上为细末，炼蜜为丸，如梧桐子大，每服七十丸（9克），空心米饮送下。功用：温肾化气，利水消肿。主治：肾（阳）虚水肿。腰重脚肿，小便不利。

3. 十补丸：出自《济生方》。附子（炮，去皮、脐）、五味子各60克，山茱萸（取肉）、山药（锉，炒）、牡丹皮（去木）各60克，鹿茸（去毛，酒蒸）3克，熟地黄（洗，酒蒸）60克，肉桂（去皮，不见火）3克，白茯苓（去皮）、泽泻各30克。上为细末，炼蜜为丸，如梧桐子大，每服七十丸（9克），空心盐酒、盐汤送下。功用：补肾阳，益精血。主治：肾阳虚损，精血不足证。面色黧黑，足冷足肿，耳鸣耳聋，肢体羸瘦，足膝软弱，小便不利，腰脊疼痛。

🔘 秘精丸

［组成］煅牡蛎、菟丝子、生龙骨、五味子、炒韭菜子、桑螵蛸、白茯苓、煅白石脂各60克。

［服用方法］上药研为细末，酒糊为丸，如梧桐子大。每服 70 丸（20～30 克），空腹时用盐酒、盐汤送下。

［主治］肾虚腰膝酸软，下焦虚寒，肾元不固，小便白浊，或如米泔，或如脂如膏，或小便失禁，小儿夜间遗尿，小便清长，余沥不尽，排尿不畅，遗精早泄，阳事不举，女子带下，月经崩漏不止，舌淡，脉沉弱等。

［功用］温肾补虚固涩。

本方是治疗早泄遗精的方子。1977 年《新中医》记载了一个秘精汤：牡蛎 30 克，龙骨 30 克，芡实 30 克，莲子 30 克，知母 18 克，麦冬 18 克，五味子 9 克，专治遗精。秘精汤实为本方脱胎而来。所不同的是秘精汤偏于补肾阴，秘精丸偏于补肾阳。

1993 年，有中医学者研究秘精丸治疗早泄的效果，还加用了贴脐疗法。56 例患者当中，痊愈 45 例，无效 11 例，治愈率大概是 80%，治疗时间最长 45 天，最短只有 15 天。

▷▷▷ **追本溯源**

本方出自《济生方》。本方融合菟丝子、五味子、桑螵蛸、牡蛎、龙骨、白石脂等大队固涩之品，具有双补脾肾、安神定志之效，以遗精滑泄、阳事不举、小便白浊、失禁余沥等为辨证要点。伴见小便不爽者，加木通、黄柏、泽泻、路路通等；小便白浊如米泔者，加车前子、萆薢、乌药、益智仁等。凡湿热下注、阴虚火旺者，不宜使用本方。

巩堤丸

［组成］熟地黄 60 克、菟丝子（酒煮）50 克、炒白术 60 克、北五味子 30 克、酒炒益智仁 30 克、酒炒补骨脂 30 克、制附子 30 克、茯苓 30 克、炒家韭子 30 克。

［服用方法］上药共研细末，山药粉糊为丸。每服 9 克，每日 2 次，温酒或温开水送下。亦可用饮片加入适量淮山药水煎服，各药用量按常规剂量酌减。

［主治］命门火衰，肾阳不足，小便频数，遗尿或排尿不禁，腰酸，形寒，舌淡，脉虚软而迟者。

［功用］温阳益肾，固涩止遗。

本方为治疗遗尿、夜尿的方子。膀胱，古人称为水府、玉海，是水液汇聚之所，主要功能为贮藏水液。但膀胱受肾阳的制约，通过气化方能排出小便。一旦肾阳衰微，膀胱犹如水无堤岸，就会出现小便失禁。服用本方之后，可使肾阳得以振复，膀胱因而温煦，恰似堤岸巩固，水无法外溢，故此命名为"巩堤丸"。

卢志教授记录了一个小儿遗尿的医案：8 岁男孩，遗尿半个月，面色淡白，精神不振，胃口差，大便稀烂，舌淡苔薄白，脉沉细。考虑是单纯性遗尿，脾肾两虚的证型，处方巩堤丸加减，服 7 剂药，复诊的时候已然痊愈。

▷▷▷ 追本溯源

本方出自《景岳全书》。主要用于治疗肾阳虚弱引起的小便频数、遗尿、排尿失禁等症。临床应用以小便频数，遗尿，伴腰酸、形寒、舌淡、脉虚软而迟为辨证要点。本方温补之力较强，患者若有阴虚、血虚之象，表现为阴阳两虚或气血两虚或虚实夹杂时，须去附子，以防其助火伤阴。凡湿热下注引起的小便频数、肺中痰热以致肺气不宣而遗尿者，不宜应用本方。临床报道本方亦可用于肾阳虚型尿失禁、肾虚尿频（无菌性尿频 - 排尿不适综合征）、乙型肝炎病毒相关性肾炎、前列腺增生等。

🔘 赞育丹

［组成］熟地黄、白术各 240 克，当归、枸杞子、杜仲、仙茅、巴戟天、山茱萸、淫羊藿、肉苁蓉、韭菜子各 120 克，蛇床子、附子、肉桂各 60 克。

［服用方法］蜜丸，每服 6～9 克，每日 1～2 次，温开水送服。也可改作汤剂水煎服，各药用量须酌减至汤剂常规用量。

［主治］阳痿精衰，阴寒不育，舌淡苔白，脉沉迟。

［功用］补肾壮阳。

本方为治疗阳痿的方子。阳痿并非只有肾虚，并非只是虚寒，这个一定要注意。阳痿的病因复杂，命门火衰、心脾受损、恐惧伤肾、肝郁不舒、湿热下注等均可导致。病位在肾，与脾、胃、肝关系密切，最终导致宗筋失养而弛纵，发为阳痿。以命门火衰较多见，而湿热下注较少见，所以《景岳全书·阳痿》说："火衰者十居七八，而火盛者仅有之耳。"

2006 年有中医学者研究本方治疗男性不育症，配合针灸治疗，以女方怀孕为痊愈；连续 3 次（间隔 1 周）复查精液均正常为显效；精液常规各项分析指标改善为有效。结果显示 120 例患者，治愈 71 例，显效 25 例，好转 3 例，无效21 例，有效率 82.5%。

▷▷▷ **追本溯源**

本方出自《景岳全书》，集附子、肉桂、杜仲、仙茅、巴戟天、淫羊藿、肉苁蓉、韭菜子、蛇床子等大队辛热温肾壮阳之品以温壮元阳，补益命火；配以熟地黄、当归、枸杞子、山茱萸等填精补血，阴中求阳，制阳药之温燥；又有白术益气健脾，先、后天并补，诸药配伍，共成温补肾阳、填精补血之功。临床常用于治疗下元虚寒、阳痿精衰无子之证。以肢冷畏寒、腰膝酸软、性欲减退、精神萎靡、舌淡嫩苔薄、脉沉细无力为辨证要点。小便自遗者，加菟丝子、益智仁；少腹拘急疼痛者，加吴茱萸、小茴香；大便溏薄者，加补骨脂、淮山药。文献报道本方可治疗性功能障碍、不孕症、月经失调等病症属于肾阳不足者。实验研究表明，赞育丹有调节性激素、促进精子数量与活力、促进骨髓造血等作用。

五子补肾丸

［组成］菟丝子 240 克、五味子 30 克、枸杞子 240 克、覆盆子 120 克、车前子 60 克。

［服用方法］蜜丸，每次 6～9 克，每日 2～3 次口服。可改为汤剂，水煎服，每日 2 次，各药剂量按比例酌减至汤剂常用量。

［主治］肾虚遗精，阳痿早泄，小便后淋漓不尽，精寒无子，闭经，带下稀薄，腰酸膝软，须发早白，夜尿增多，舌淡嫩苔薄，脉沉细软。

［功用］温阳益肾，补精添髓，种嗣衍宗。

本方是治疗不育的方子。相传宋朝真宗皇帝，从小身体就弱，登基后体质和生育能力差，长期不育。太医们一致推荐真宗皇帝服用本方，终于生下了后来的宋仁宗（也就是历史上著名的"狸猫换太子"故事的主角）。到了清代，此方再次风靡宫廷，因为清朝是少数民族执政，皇族之间经常近亲通婚，且结婚和生育年龄都很早，皇帝们的体质和生育能力一代不如一代。此时，御医们针对皇帝身体虚弱的特点，给他们服用五子补肾丸，起到了较好的补肾强身、繁衍宗室之效，该配方至今依然被保存在《清太医院配方》一书中。

▷▷▷ **追本溯源**

本方出自《证治准绳》。用菟丝子、枸杞子补肾温阳，配以车前子利水泄热为反佐，补中有泄，涩中有利。临床如见阴虚，加熟地黄、山茱萸、天冬；阳虚，加肉苁蓉、鹿茸、肉桂、巴戟天；阴阳两虚，加鹿角、龟甲、枸杞子、人参；多尿，加桑螵蛸、益智仁；阳痿，加仙茅、仙灵脾、锁阳、海狗肾、鹿鞭；遗精，加金樱子、芡实、莲须。临床常用于治疗肾虚不足所致不孕不育症，以阳痿、早泄、不育不孕、舌淡嫩苔薄、脉沉细软为辨证要点。文献报道本方可治疗阳痿、精液异常症、不射精症、闭经、功能失调性子宫出血、围绝经期综合征、原发性血小板减少性紫癜、肾病综合征、癃闭、小儿遗尿、慢性肾炎、糖尿病、口腔溃疡等证属肾虚不足者。实验研究表明，五子补肾丸具有调节免疫功能、调节内分泌、改善骨代谢、促进生殖、修复神经系统损伤、调控肝再生、恢复骨髓造血功能、提高应激能力等作用，有性激素样作用，可调节性激素水平。

🔵 菟丝子丸

[组成] 菟丝子、鹿茸、石龙芮、肉桂、附子各 30 克，石斛、熟地黄、茯苓、牛膝、续断、山茱萸、肉苁蓉、防风、杜仲、补骨脂、荜澄茄、沉香、巴戟天、小茴香各 0.9 克，五味子、桑螵蛸、川芎、覆盆子各 15 克，泽泻 30 克。

[服用方法] 上药共研细末，酒蒸面糊为丸，如梧桐子大。每服 3~6 克，每日 2~3 次，空腹温酒或盐汤送下。

[主治] 肾阳不足，畏寒肢冷，腰膝酸软，阳痿遗精，小便频数，心悸气短，夜寐惊恐，精神困倦，喜怒无常，悲忧不乐，舌淡嫩苔薄，脉细软。

[功用] 温补肾阳。

本方是补肾名方。《诗经·鄘风·桑中》曰："爰采唐矣？沫之乡矣。云谁之思？美孟姜矣。期我乎桑中，要我乎上宫，送我乎淇之上矣。"诗中的"唐"，就是菟丝子，与爱情相关。张景岳的名方菟丝煎，由人参、淮山药、当归、菟丝子、酸枣仁、茯苓、远志、炙甘草、鹿角霜组成，功效类同。《医学入门》记载的大菟丝子丸是由菟丝子、肉苁蓉、黑附子、五味子、鹿茸、鸡腿胫、桑螵蛸组成的。《太平圣惠方》记载小菟丝子丸，由菟丝子、石莲肉、茯苓、山药组成，算是一个精简版本。运用之妙，存乎一心。

现代名医何任教授，常用本方治疗妇女黄褐斑。记载有病案：李某，女，35岁。一年前产下女孩后，面部黄褐斑一直不退，体倦神疲，腰酸，记忆力减退，舌暗红苔薄，脉细。处方：干地黄24克，山茱萸12克，山药15克，茯苓12克，牡丹皮9克，泽泻9克，菟丝子12克，当归10克，赤芍10克，红花6克。服药14剂后，面部黄褐斑明显变淡。前后服药2个月，面部黄褐斑全部消退，体力也得以恢复。

▷▷▷ **追本溯源**

本方出自《太平圣惠方》。方用菟丝子、鹿茸、附子温肾壮阳，配以熟地黄、山茱萸益肾填精，沉香、小茴香等温肾散寒。临床应用以遗精阳痿、腰酸尿频，伴有面色黧黑、精神困倦、形寒肢冷、小便清长、舌淡嫩苔薄、脉细软为辨证要点。凡因肾阴亏损、相火内炽引起的遗精、阳痿、腰酸、尿频、尿色红赤、舌红苔黄、脉细数者，均不宜应用。文献报道本方可治疗月经后期、崩漏、卵巢早衰、多囊卵巢综合征、男子性功能障碍、神经衰弱、遗精、不孕症等属于肾阳不足者。实验研究表明，菟丝子丸有促进精子活力、提高卵巢功能、调节性激素分泌、调节免疫功能等作用。

三、肾精不足

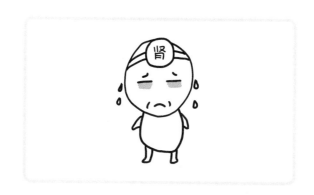

🌀 秘元煎

　　[组成]炒远志 2.4 克、炒山药 6 克、炒芡实 6 克、炒酸枣仁（捣碎）6 克、炒白术 4.5 克、茯苓 4.5 克、炙甘草 3 克、人参 6 克、五味子 1.5 克、金樱子（去核）6 克。

　　[服用方法]服用方法：水煎服，空腹时服，每日 1 剂。

　　[主治]遗精、滑精、尿浊及女性白带过多，兼神疲乏力，健忘，心神恍惚，舌淡苔白，脉细弱者。

　　[功用]调补心脾，固精止遗。

　　本方是治疗遗精带浊的方子，贵在心脾同治。其中的金樱子是药食同源的中药，广东人喜欢用其泡酒，不仅能固肾，还可止泻，当然，针对的是慢性泄泻。现代医家亦常用之治疗糖尿病，糖尿病在中医辨证中分为上消、中消、下消，秘元煎是用来治疗下消的。

2013 年有中医学者研究本方治疗慢性前列腺炎，联合左氧氟沙星，以临床症状积分减少≥95%，前列腺压痛消失、质地正常或接近正常，前列腺液（EPS）检查连续 2 次以上正常为临床控制。总共 60 例。治疗组 30 例，临床控制 20 例，复发率 15%；对照组 30 例，临床控制 12 例，复发率 58.3%。说明加用本方之后，治疗率明显升高，复发率明显下降。

亦有学者用本方治疗乳糜尿患者 38 例，30 日为 1 个疗程，尿检蛋白、乳糜尿消失后，巩固治疗 2 个疗程。结果：痊愈 23 例，有效 11 例，无效 4 例，总有效率 89%。

▷▷▷ **追本溯源**

本方出自《景岳全书》。本方临床应用以遗精、白带、尿浊而伴神疲乏力、健忘、心神恍惚、舌淡苔白、脉细弱为辨证要点，多用于邪实不明显者。临床报道秘元煎可用于治疗神经衰弱、遗精、滑泄、糖尿病、女性阴道炎、慢性宫颈炎、乳糜尿等病症。

🧪 固真丸

［组成］菟丝子 500 克、煅牡蛎 120 克、金樱子（去子、蒸熟）120 克、茯苓 120 克。

［服用方法］上药共研细末，为丸，每次服 9 克，每日

2次，温酒或盐开水送下。亦可用饮片作汤剂水煎服，各药用量按比例酌减。

［主治］肾虚遗精、滑精，腰膝酸软，面白少华，舌淡苔白，脉沉细而弱者。

［功用］补肾固精。

《御药院方》记载的固真丸由鹿角霜、白茯苓组成，可以暖丹田、补真气、活血脉、健筋骨、添精固气、延年助阳。《此事难知》记载的固真丸由牡蛎组成，可治疗滑精。《医学纲目》记载的固真丸由龟甲、虎骨、苍耳子、生地黄、黄柏、干姜、乌药组成。《医方类聚》记载的固真丸由川椒、青盐组成。《兰室秘藏》记载的固真丸由黄柏、柴胡、白芍、白石脂、龙骨、当归、生姜组成。诸方不可混为一谈。本书取自《景岳全书》固真丸。

2008年《吉林中医药》记录一个医案：于某，女，60岁，慢性肾炎十多年。持续尿蛋白（++），曾用过激素、雷公藤均无效。刻诊：下肢肿胀或作，腰酸，易疲劳，余无不适，24小时尿蛋白定量3.9克，舌胖，中有裂纹，苔剥薄腻，脉细弦。以固真丸加减（芡实、金樱子、女贞子、墨旱莲、煅牡蛎、山茱萸、菟丝子、怀牛膝、薏苡仁、丹参、川芎、刘寄奴、紫苏叶、玉米须）调理4年，24小时尿蛋白定量渐稳定在1克左右。

▷▷▷ **追本溯源**

本方出自《景岳全书》，主要用于治疗肾气虚弱所致的遗精、滑精。方用补肾健脾的菟丝子、茯苓，配以收敛固精的金樱子、煅牡蛎。临床应用以遗精、滑精、面白少华、舌淡苔白、脉细弱为辨证要点。凡肝火偏盛、湿热下注、痰火内蕴引起的遗精，不宜应用本方。

◎ 桑螵蛸散

［组成］桑螵蛸、远志、石菖蒲、龙骨、人参、茯神、当归、龟甲（醋炙）各10克。

［服用方法］上药共研细末。每晚睡前，党参汤调下6克。亦可用饮片作汤剂，各药用量按常规剂量。

［主治］心肾两虚之尿频或遗尿、遗精，症见小便频数，或尿色白浊如米泔水，或遗尿、滑精，心神恍惚，健忘，舌淡，苔白，脉细弱等。

［功用］调补心肾，固精止遗。

《本草衍义》记录了一个古代的医案：有一个年轻男子，小便一日几十次，自是苦不堪言，小便好似米泔水一样，色白稠，日渐消瘦，精神恍惚，胃纳不佳，于是向中医大夫求救，大夫经过仔细询问，认为他是房劳过度所致，于是给予桑螵蛸散，神奇的事情发生了，患者只吃了一剂药，小便情况完全改善了。

本方的主药是桑螵蛸，为螳螂科昆虫大刀螂的干燥卵鞘。我们知道雌螳螂是著名的"黑寡妇"，婚配之日就是杀夫之时，其产卵后也筋疲力尽，一命呜呼。《妇人大全良方》尚记载一个桑螵蛸散：桑螵蛸、鹿茸、黄芪、甘草、牡蛎，主要功效是补肾益气，固脬止遗。

▷▷▷ **追本溯源**

本方出自《本草衍义》。以桑螵蛸、龟甲固精补肾，配伍远志、石菖蒲、龙骨以安神补心，兼以人参、当归补益气血，全方共奏交通心肾、涩精止遗之功。临床应用以遗尿尿频、心神恍惚、舌淡苔白、脉细弱为辨证要点。下焦火盛致小便短赤涩痛者，不宜服用本方。临床报道本方尚用于治疗老年人排尿失禁、小儿遗尿、肾功能减退所致的夜尿增多、子宫脱垂等病症。

无比山药丸

［组成］山药 60 克，肉苁蓉 120 克，五味子 180 克，菟丝子、杜仲各 90 克，牛膝、泽泻、干地黄、山茱萸、茯神（一作茯苓）、巴戟天、赤石脂各 30 克。

［服用方法］上药为末，炼蜜为丸。每次 6～9 克，每日 2～3 次，温开水送服。

［主治］肾气虚惫，头晕目眩，腰酸耳鸣，冷痹骨疼，四肢不温，遗精盗汗，尿频遗尿，带下清冷，舌质淡，脉虚软。

［功用］温阳益精，补肾固摄。

本方在《中医内科学》中是治疗劳淋的方子。劳淋是淋证的一种，当然中医里面的淋证与"淋病"是两码事儿，劳淋表现为：小便不甚赤涩，但淋沥不已，时作时止，遇劳即发，腰酸膝软，神疲乏力，舌质淡，脉细弱。

《续名医类案》记载了一个这样的病案：有个管理酒的长官叫赵进道，经常腰痛，一年多了，四处求治都没治好，不知吃了多少补药。赵进道久闻张从正之名，找到张从正说，大夫，你看我这腰痛该怎么治，是不是到你这里都要用泻法？张从正说，非也。赵进道疑惑地说，你不用泻法，用补法？我都补了一年多，也没治好我的病。张从正笑笑说，也不是单纯用补法，你且试试。经过望、闻、问、切，张从正处方通经散合杜仲、猪腰合无比山药丸，仅仅数日，困扰已久的腰痛便治愈了。

▷▷▷ **追本溯源**

本方出自《备急千金要方》。方用山药益肾健脾，配以地黄、山茱萸、五味子培补真阴，肉苁蓉、菟丝子、杜仲、巴戟天温补肾阳，更以赤石脂涩精止遗，泽泻、茯苓泄肾浊，利水湿，阴阳并补，补中有运，补而不滞。临床常用于肾虚阳衰之证，以头晕目眩、耳鸣腰酸、冷痹骨疼、舌质淡、脉虚软为辨证要点。尿血者，可加仙鹤草、墨旱莲、三七等。文献报道本方可治疗蛋白尿、血尿、阵发性睡眠性血红蛋白尿、老年痴呆等证属肾阳虚衰者。实验研究表明，无比山药丸具有减少蛋白尿、血尿，抗衰老、增强记忆力等作用。

☺ 全鹿丸

[组成] 中鹿 1 只、人参、黄芪、白术、茯苓、当归、

川芎、生地黄、熟地黄、天冬、麦冬、陈皮、炙甘草、补骨脂、川续断、杜仲、川牛膝、枸杞子、巴戟天、胡芦巴、山药、芡实、菟丝子、五味子、覆盆子、楮实子、锁阳、肉苁蓉、秋石各 500 克，川椒、小茴香、青盐、沉香各 250 克。

［服用方法］每次 6～9 克，每日 2 次。温开水送服。

［主治］老年阳衰，精髓空虚，神疲形瘦，步履不便，手足麻木，阳痿遗尿，舌淡嫩苔薄，脉沉细软、两尺浮大。

［功用］补肾填精，健脾益气。

全鹿丸的制法神秘且特别，着重在"全"字上。据传，在宰鹿时为使鹿不流血，所以将鹿吊死。制药时，也不除去内脏。凡是鹿身上的东西一样不能少，还要按照祖传秘方配伍其他药物制成，这样才是名副其实的"全鹿丸"。甚至有药局会举办宰鹿仪式，和尚也会前来敲打钟鼓、木鱼，念经作超度仪式。

▷▷▷ **追本溯源**

本方出自《古今医统大全》。全鹿丸中用全鹿，为血肉有情之品，补肾壮阳，益精养血；黄芪、山药、四君子汤大补元气；当归、川芎、生地黄、熟地黄、天冬、麦冬滋阴养血；杜仲、枸杞子、牛膝、锁阳、菟丝子、肉苁蓉、补骨脂、胡芦巴、巴戟天、续断温补肾阳，强筋壮骨；陈皮、川椒、小茴香、沉香行气温中；芡实、五味子、覆盆子、楮实子、秋石补肾涩精；青盐味咸入肾。全方阴阳并补，脾肾并治，温敛并用，主要用于治疗脾肾亏虚、阳气不足引起的诸虚百损、五劳七伤。凡胸闷纳呆、口腻口苦、苔黄腻、脉濡数，属湿热未净者，以及阴虚火旺、咽干口燥、舌红苔干、脉细数者，均需慎用。

四、阴阳两虚

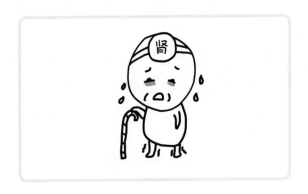

🌀 地黄饮子

[组成] 熟地黄（焙）12 克，巴戟天（去心）、山茱萸（炒）、石斛（去根）、肉苁蓉（酒浸，切焙）、附子（炮裂，去皮脐）、五味子（炒）、肉桂（去粗皮）、白茯苓（去黑皮）、麦冬（去心，焙）、石菖蒲、远志（去心）各 15 克。

[服用方法] 为粗末，每服 9 ~ 15 克，水一盏，加生姜三片，大枣二枚，同煎七分，食前温服。

[主治] 下元虚衰、痰浊上泛之喑痱证。舌强不能言，足废不能用，口干不欲饮，足冷面赤，脉沉细弱。

[功用] 滋肾阴，补肾阳，开窍化痰。

本方是治疗喑痱证的方子。"喑"是指舌头不灵活，不能发音；"痱"是指下肢不灵活，不能行走如常。其实也就是中风的一种表现。王晋三曰："饮，清水也。方名饮子者，言其煎有法也"。陈修园曰："又微煎数沸，不令诸药尽出重浊之味，俾轻清走于阳分以散风，重浊走于阴分以镇逆。"方中以干地黄为主，用清水微煎为饮服，取其轻清之气，易为升降，迅达经络，流走四肢百骸，以交阴阳，故名"地黄饮子"。

名医熊继柏记录了一个医案：68岁男性，中风2年，几次住院治疗，效果不明显，经熟人介绍，慕名而来。症见：神志欠清，舌蹇语涩，口中多痰涎，双腿行走无力，时遗尿。舌苔白滑，脉细滑。治以清热化痰，开窍通络。用地黄饮子合导痰汤加减。大概服用2个月，患者已说话清晰，行走有力，遗尿已止，症状得以明显好转。

▷▷▷ 追本溯源

本方出自《圣济总录》。"喑痱"是由于下元虚衰，阴阳两亏，虚阳上浮，痰浊随之上泛，堵塞窍道所致。"喑"是指舌强不能言语，"痱"是指足废不能行走。肾藏精主骨，下元虚衰，包括肾之阴阳两虚，致使筋骨失养，故见筋骨痿软无力，甚致足废不能用；足少阴肾经挟舌本，肾虚则精气不能上承，痰浊随虚阳上泛堵塞窍道，故舌强而不能言；阴虚内热，故口干不欲饮，虚阳上浮，故面赤；肾阳亏虚，不能温煦于下，故足冷；脉沉细数是阴阳两虚之象。此类病证常见于年老及重病之后，治宜补养下元为主，摄纳浮阳，佐以开窍化痰，宣通心气。

🔮 龟鹿二仙胶

[组成]鹿角5000克，龟甲（去弦，洗净，捶碎）2500克，人参450克，枸杞子900克。

[服用方法]上药熬制成膏。每服初起一钱五分，十日加五分，加至二钱止，空心酒化下，常服乃可。（现代用法：初服酒服4.5克，渐加至9克。空腹时服用）。

[主治]真元虚损，精血不足证。全身瘦削，阳痿遗精，两目昏花，腰膝酸软，久不孕育。

[功用]滋阴填精，益气壮阳。

俗话说："千年王八万年龟"，自古以来，人们就把龟和鹿看作是长寿的象征。而龟鹿二仙胶由龟甲、鹿角、人参、枸杞子四味中药组成。其中的主药为龟甲、鹿角。龟少动属阴，故取龟腹部的龟甲入药，为纯阴之品，能滋阴补血；鹿疾驰善跳而得天地之阳气，一头鹿王与雌鹿的配对比例可高达1∶70，足见其肾阳旺盛，且只有雄鹿才有角，故取雄鹿头上的角入药，为纯阳之品，能温肾阳、养筋骨。龟、鹿皆灵而有寿，均归肾经，一药入阴，一药入阳，两者配合，阴阳气血双补，相得益彰。方中更有"百草之王"人参大补元气，健脾益肾；枸杞子滋肾益精，明目养神。所以，全方可生精、益气、养血，为气血亏虚、久病体弱者的滋补良药。

▷▷▷ **追本溯源**

1. 本方出自《医便》，主治肾之阴精元阳亏虚证。气血化生于脾胃，精血藏养于肾肝，故无论先天禀赋不足，或后天脾胃失养及病后失调，均可导致肾精不足，真元虚损，以致阴阳精血俱亏。其本在肾，以阴阳精血亏虚为特点，故见身体消瘦，腰膝酸软，两目昏花，阳痿遗精，久不孕育。治宜填精补髓，益气养血，阴阳并补。

2. 《医便》记载："鹿角、龟板二味，袋盛，放长流水内浸三日，用铅坛二只（如无铅坛，底下放铅一大片亦可），将角并板放人坛内，用水浸高三五寸，黄蜡三两封口，放大锅内，桑柴火煮七昼夜。煮时坛内一日添热水一次，勿令沸起。锅内一昼夜添水五次，候角酥取出，洗滤净去滓（其滓即鹿角霜、龟板霜），将清汁另放。人参、枸杞子，用铜锅以水三十六碗，熬至药面无水，以新布绞取清汁。将渣置于石臼中木槌捣细，用水二十四碗，又熬如前，又滤又捣又熬，如此三次，以滓无味为度，将前龟、鹿汁并参、杞汁和入锅内，文火熬至滴水成珠不散，乃成胶也。候至初十日起，日晒夜露至十七日，七日夜满，采日精月华之气。如本月阴雨缺几日，下月补晒如数。放阴凉处风干。每服初一钱五分，十日加五分，加至三钱止，空腹时用酒化下。"（现代用法：上用铅坛熬胶，初服酒服 4.5 克，渐加至 9 克，空心时服用）。

⚕ 真人还少丹

　　［组成］熟地黄 15 克、山药 45 克、牛膝 45 克、枸杞子 15 克、山茱萸 30 克、茯苓 30 克、杜仲 30 克、远志 30 克、五味子 30 克、石菖蒲 30 克、楮实子 30 克、小茴香 30 克、巴戟天 30 克、肉苁蓉 30 克。

　　［服用方法］炼蜜，枣肉为丸。每服 6 ~ 9 克，每日 2 次。

　　［主治］精血虚损，心肾不足，症见腰膝酸软、失眠健忘、耳鸣目暗及未老先衰、遗精阳痿、舌淡、脉沉迟。

　　［功用］补肾养心，益阴壮阳。

　　这里有一个小故事，话说明代崇祯年间，有一个年逾六旬的刘员外，因无子嗣，去年新娶一妾，年方二十。谁知，不过三个月，刘员外一病不起，先是疲倦、耳鸣、健忘、心悸、小便白浊淋漓，尔后不思饮食，口吐清水，形体羸瘦。四方求医无效，奄奄一息，家人便抬他来万寿宫求神。万寿宫的道长见状，给他服用了一种叫"还少丹"的药丸。刘员外服用了道长的"仙丹"，饮食大进，精神振奋，好似年轻了几十岁，从此本方名声大噪。

▷▷▷ 追本溯源

　　本方出自《洪氏集验方》，主要用于治疗脾肾不足，羸瘦体衰。方用熟地黄、杜仲、巴戟天、肉苁蓉等补益肾精，合以茯苓、山药、远志、石菖蒲、大枣补益心脾。临床应用以腰膝酸软、耳鸣目暗、健忘为辨证要点。偏阴虚，加生地黄、玄参、天冬、麦冬；偏血虚，加当归、白芍、何首乌；

脾胃不健，加人参、白术、谷芽、麦芽。临床研究表明，还少丹亦可用于糖尿病性腹泻、虚劳、睾酮部分缺乏症等。实验研究证实，还少丹可防治脑细胞损伤，促进细胞的再生与修复，对脑缺血引起的记忆障碍有很好的改善作用。

五、其他

治浊固本丸

［组成］莲花须60克、黄连（炒）60克、白茯苓30克、砂仁30克、益智仁30克、半夏（汤浸7次，去皮、脐）30克、炒黄柏30克、炙甘草90克、猪苓75克。

［服用方法］上药为细末，蒸饼为丸。每服6～9克，每日2～3次，空腹温酒或温开水送服。亦可用饮片作汤剂水煎服，各药用量按常规剂量酌减。

［主治］小便混浊，遗精，舌淡，苔白，脉细弱。

［功用］清热利湿，固肾健脾。

本方是治疗赤白浊的方子。胃中湿热，移入膀胱，遂有本病。中医的思路是很新奇的，泌尿系统的疾病，可能着落在脾胃身上，还偏偏效果很好。朱丹溪曰："巢氏《病原候论》曰：'白浊者，由劳伤肾，肾气虚冷故也'，历代宗其说，不惟白浊之理不明，所治之法亦误。不思《内经》本无白浊之名，惟言'少阴在泉客胜，溲便变，少阳在泉客胜，则溲白'，又言'思想无穷，入房太甚，发为白淫，与脾移热于肾出白'，二者皆随溲而下，夫非白浊之源乎。"

2003 年有中医学者用本方治疗慢性肾炎蛋白尿患者 48 例，对照组 48 例给予肾炎四味片。以尿蛋白及相关指标变化评定疗效，4 周为 1 个疗程。结果：治浊固本丸改善中医症状的总有效率为 87.5%，降低尿蛋白的总有效率为 89.6%。提示本方可改善慢性肾炎肾功能，使慢性肾炎患者血浆蛋白水平升高。

▷▷▷ **追本溯源**

本方出自《医学正传》。临床应用以小便混浊、遗精、神疲腰酸、苔腻为辨证要点。主要用于治疗肾元不固、湿热下注所致的尿频尿浊、遗精之证，下焦湿热明显者不宜用。临床如见小便混浊、白如米泔、凝如膏糊者，可加薏苡仁；下元虚冷者，加乌药、小茴香；兼小便淋沥者，加车前子、泽泻。

脾肾双补丸

［组成］人参 500 克、莲子 500 克、菟丝子 750 克、五味子 750 克、山茱萸 500 克、怀山药 500 克、车前子 360 克、肉豆蔻 300 克、橘红 180 克、砂仁 180 克、巴戟天 360 克、补骨脂 500 克。

［服用方法］上药共制细末，炼蜜为丸。每服 9 克，每日 2 次。

［主治］脾肾虚弱、腹痛久泻以及带下、脾肾两亏导致

的虚寒飧泄、腹痛泻痢、食少神倦者。

［功用］补肾健脾，涩肠止泻。

本方是治疗慢性泄泻的方子。中医治疗泄泻，不仅仅关乎脾胃，还常常涉及肾，比如四神丸也是如此。当然慢性泄泻有许多原因，现代难治的炎症性肠病，亦有部分患者可以运用本方。

2000年有中医学者使用本方加减治疗胡萝卜素血症12例，7日为1个疗程。其中3例服药3个疗程，5例服药4个疗程，4例服药5个疗程。结果：经治疗后，全部病例黄染均消退，自觉症状消失，复查肝功能、甲状腺功能无异常。

▷▷▷ **追本溯源**

本方出自《先醒斋医学广笔记》，主要用于治疗脾肾虚弱引起的久泻，全方补而不腻，涩而不滞。临床应用以久泻伴神疲倦怠、腰膝酸软、舌淡苔白、脉沉细为辨证要点。改作汤剂，临床如见面色萎黄、食后脘闷不舒之脾虚证者，加神曲、山楂、莱菔子；黎明前脐腹作痛、肠鸣即泄之肾虚证者，加赤石脂、诃子、淡附片。水饮留肠或瘀阻肠络引起的慢性泄泻，不宜应用。早期临床报道本方可治疗慢性结肠炎、小儿泄泻、肠结核等病症。

🉐 人参蛤蚧散

［组成］蛤蚧1对、人参、茯苓、知母、贝母、桑白皮

各 60 克，甘草 150 克，杏仁 180 克。

　　[服用方法]制为散剂，早、晚各 1 次，每次 6 克，温水送下。如用汤剂，方中蛤蚧、人参研末另吞，余药用常规剂量。

　　[主治]肺肾气虚、痰热内蕴咳喘证。症见咳嗽气喘，呼多吸少，声音低怯，痰稠色黄，或咳吐脓血，胸中烦热，身体消瘦，或遍身浮肿，苔黄腻，脉浮虚。

　　[功用]补肺益肾，止咳定喘。

　　本方是治疗慢性咳喘的方子。蛤蚧就是大壁虎，民间亦喜欢用之泡酒，由于大量捕捉和环境影响，目前已属于珍稀动物。还有传说蛤蚧为龙的儿子。经传龙生九种，蛤蚧也居其中之一，其余名为龙、吊、蛟、堆、鱿鲤、石龙子、守宫龙、盐龙。

　　1994 年有中医学者以本方化裁治疗虚喘患者 40 例，以临床症状改善情况为疗效判定标准。结果：其中症状明显改善 29 例，症状有所改善 9 例，无效 2 例，总有效率为 95%。

▷▷▷　**追本溯源**

　　本方出自《博济方》。人参培补元气；蛤蚧补益肺肾，纳气定喘；茯苓与人参配伍，健脾益肺渗湿；杏仁、桑白皮肃肺化痰；知母、贝母清肺润肺，化痰止咳；甘草益气化痰，调和诸药。全方虚实并治，标本兼顾，适用于肺肾亏虚，兼有痰热之喘证，以咳嗽气促、胸中烦热、脉浮而虚为辨证要点。实喘诸证，均不宜用本方。临床报道也有用于治疗慢性支气管炎、支气管扩张、肺源性心脏病、肺结核、肺肿瘤等证属肺肾气虚、痰热内蕴的病症；实验研究报道，人参蛤蚧散能提高免疫功能、减少炎症反应及修复气道等。

茯菟丸

［组成］菟丝子 150 克、白茯苓 90 克、石莲子（去壳）60 克。

［服用方法］上药共研细末，酒煮糊为丸，每次服 9 克，每日 2 次，空腹盐汤送服。也可用饮片作汤剂，各药用量按比例酌减。

［主治］遗精、滑精、女性白带过多，舌质淡，苔白，脉沉弱等。

［功用］健脾补肾。

本方简单实用，组成均为药食同源的中药材，可作为日常保健之用。注意其中石莲子和莲子并不一样。莲子是莲的成熟种子，石莲子是莲的干燥成熟种子，功效亦有差别。莲子具有补脾止泻、止带、益肾涩精、养心安神之功效；石莲子具有清湿热、开胃进食、清心宁神、涩精止泄之功效。

2006 年有中医学者以本方加味治疗乳糜尿 41 例，10 日为 1 个疗程。临床疗效评价以症状消失、尿常规正常、尿乳糜试验连续 3 次阴性为治愈标准。结果：治愈 34 例，好转 5 例，无效 2 例，总有效率为 95.1%。其中 2 个疗程治愈者 8 例，3 个疗程治愈者 20 例，4 至 5 个疗程治愈者 6 例。

▷▷▷ **追本溯源**

本方出自《太平惠民和剂局方》。主要用于治疗脾肾气虚之遗精及白带过多。方用补肾健脾、固精止带的菟丝子、白茯苓，合以收敛固涩的石莲子。临床应用以遗精或白带伴面色少华、精神萎靡、苔白、舌淡、脉细弱为辨证要点。凡肝火偏盛、湿热下注、阴虚火旺所引起的遗精、白带过多，不宜应用本方。实验证明：菟丝子有提高果蝇性活力的作用，使其交配率明显增加，其作用强弱与给药浓度成正相关，对氢化可的松所致的小鼠"阳虚"模型，用菟丝子后能使其阳虚症状有一定的恢复作用，但未能使动物恢复至正常对照组水平。

🌀 金水六君煎

[组成] 当归6克、熟地黄15克、陈皮6克、半夏6克、茯苓6克、炙甘草3克、生姜3~7片。

[服用方法] 水煎服，空腹温服，每日1剂。

[主治] 肺肾阴虚夹痰证，症见咳嗽呕恶，喘逆痰多，痰带咸味，腰酸乏力，舌苔白润，脉滑无力。

[功用] 滋养肺肾，祛湿化痰。

本方是祛痰的方子。中医治疗慢性支气管炎，不单单着眼在肺，脾肾也是重点关注的脏腑，所谓攻补兼施，扶正与祛邪并用。但是大部分急性咳嗽，或慢性支气管炎急性发作，一般不适合使用本方剂。其中熟地黄与半夏的比例，是本方值得考究的地方，一般为2：1，只因熟地黄不利于祛痰，半夏却能伤阴，所以，可以说是一个黄金搭档。

应用本方的医案有很多，其中一个：吴某，男，74岁，1963年10月30日就诊。病史：支气管哮喘确诊3年。一年来经中西医诊治，服小青龙汤、麻黄碱、氨茶碱等药物，仍无显效。来门诊时，咳嗽气喘，呻吟不已。自诉胸痞不舒，咯痰不爽，颇有气机欲窒之状。诊其脉，细弱而虚，两尺略带涩象，舌苔微白而腻，中见光剥，渴喜热饮，食不知味。医者认为，患者年高脾弱失运，下元失纳，积痰随气而升，拟金水六君煎为方，固肾降逆为治。方用姜半夏、杏仁各6克，茯苓、熟地黄各9克，当归、陈皮、炙甘草各3克，别直参、五味子各1.5克，白芥子2.4克，胡桃12克。服2剂复诊，咳嗽已减，气促渐平，胸痞见舒，精神转爽。原方加附子3克，别直易潞参6克，嘱服2剂，后经访问，基本恢复健康。

▷▷▷ **追本溯源**

本方出自《景岳全书》。金水六君煎即二陈汤加熟地黄、当归。方用熟地黄、当归滋肺肾阴血以治本，二陈汤燥湿化痰以治标，标本兼治。方中熟地黄用量需据虚之轻重而加减，因熟地黄滋腻之性有碍祛痰，而半夏辛燥之性亦可伤阴，故二者用量以2：1左右为宜，使之滋补阴血而无助湿之弊，燥湿化痰又无伤阴之嫌。临床报道也见于肺炎、梅尼埃病、骨折愈合迟缓、口腔溃疡、小儿痰湿型久咳、夜咳、慢性肺心病继发感染等病症。现代实验研究表明，金水六君煎可促进支气管纤毛运动和排痰，抗氧化、减轻肺组织的氧化损伤，抗感染、抗疲劳，提高淋巴细胞的吞噬率，抑制 T 淋巴细胞的数量和活性，提高血清白介素（IL）-2 水平，具有免疫调节作用，并能改善肺通气功能。

济川煎

［组成］当归 9 ~ 15 克、牛膝 6 克、肉苁蓉（酒洗，去咸）6 ~ 9 克、泽泻 4.5 克、升麻 1.5 ~ 2.1 克、枳壳（虚甚者不必用）3 克。

［服用方法］水一盅半，煎七分，食前服。

［现代用法］作汤剂，水煎服。

［主治］肾阳虚弱，肾精不足，症见大便秘结、小便清长、腰膝酸软、头晕目眩，舌淡苔白，脉沉迟。

［功用］温肾益精，润肠通便。

本方是治疗肾虚便秘的名方。前面有说，慢性泄泻常常从肾辨证治疗，便秘也是如此。其中主药肉苁蓉，素有“沙漠人参”之美誉，具有极高的药用价值，是中国传统的名贵中药材。肉苁蓉在历史上就被西域各国作为上贡朝廷的珍品，也是历代补肾壮阳类处方中使用频率最高的补益药物之一。

本方有大量医案，其中一个：孙某，女，76 岁。2008年 4 月 3 日初诊：便秘 20 年，先硬后软，屡用泻药和开塞露，经常需用手抠，乃至肛裂，晨起口苦，咽中有痰，舌淡胖润，脉弦缓，寸弱，左尺沉。宿有高血压、糖尿病。考虑其年高阳虚，久服泻药更伤阳气，济川煎加味治之，复诊即可自行排便。再服巩固。

▷▷▷ **追本溯源**

本方出自《景岳全书》。本方用于治疗肾虚气弱之便秘。方用肉苁蓉、牛膝温肾润肠，当归养血通便，升麻、枳壳升降气机，泽泻降浊。临床应用以大便不通、小便清长、腰酸背冷为辨证要点。实验研究表明，济川煎具有提高结肠肌电慢波振幅、提高结肠动力等作用。

⊙ 毓麟珠

［组成］人参、白术、茯苓、芍药各二两（各60克），川芎、炙甘草各一两（各30克），当归、熟地黄、菟丝子各四两（各120克），杜仲、鹿角霜、川椒各二两（各60克）。

［服用方法］蜜丸，每服6～9克，每日2次或3次。也可改作汤剂水煎服，各药用量须酌减至汤剂常规用量。

［主治］女性气血俱虚、肝肾不足、月经不调、食少体瘦、不孕，舌淡苔白，脉弱。

［功用］益气补血，温肾养肝，调补冲任。

本方是治疗不孕不育的名方。名医焦树德喜欢使用此方，治疗女性婚后久不生育，常先用此丸药方随证加减，改为汤剂，服20～30剂，以调理月经。月经调顺后，即以此方加减制成丸药服用，效果惊喜。其实本方男女皆可服用，具体使用略有差别。

▷▷▷ **追本溯源**

本方出自《景岳全书》。用八珍丸补益气血，菟丝子、杜仲、鹿角霜温养肝肾，既补先天以益肾精，又补后天以生气血，使精充血足，冲任调摄。临床常用于治疗气血俱虚、肝肾不足所致的月经不调、不孕等证，以月经后期、量少色淡、腰腿酸软、少腹冷感、性欲减退、小便清长、舌淡苔白、脉沉细为辨证要点。早期文献报道，毓麟珠可治疗月经不调、黄体期出血、多囊卵巢综合征、胎停育、产后抑郁症、女性性功能障碍等病症，属于气血俱虚、肝肾不足者。实验研究表明，有调节性激素、促进排卵、促进子宫内膜血流灌注等作用。

🩺 补肾养血汤

〔组成〕熟地黄、补骨脂、菟丝子饼、丹参、茺蔚子各9克，枸杞子4.5克，当归6克，杜仲、白芍、山茱萸、肉苁蓉各3克，红花1.5克，胡桃仁12克。

〔服用方法〕水煎服，每日2次，空腹温服。

〔主治〕关节脱位，舌质偏淡，脉细。

〔功用〕补肝益肾，养血强筋。

本方是骨伤科名方。《伤科补要》记载的补肾养血汤：生地黄9克，当归6克，益母草3克，川芎6克，枸杞子15克，黄连6克，桔梗6克，茯神6克，甘草3克，人中白9克。《肝硬化腹水证治》记载的补肾养血汤：盐枸杞子、制巴戟天、制续断、当归、酒白芍、炒枳壳、泽泻、木瓜、萆薢各 9 克，川厚朴 6 克，汉防己、云茯苓各 12 克，北黄芪 15 克，竹茹 30 克。《浙江中医学院学报》也记载了一个补肾养血汤：菟丝子、枸杞子各 30 克，党参、黄芪、当归、何首乌各 15 克，车前子、萆薢各 12 克，肉苁蓉、沙苑子、牛膝、山药、鹿角片各 10 克。组成不一样，功效也不同，万万不能混淆。

2007 年有中医学者研究使用本方治疗绝经后骨质疏松症 20 例，与西药（口服葡萄糖酸钙）治疗 20 例对照，疗程 6 个月。以骨质疏松症综合分析诊断评分指数 [临床症状、腰椎 X 线片、血清碱性磷酸酶（AKP）、钙（Ca）、磷（P）生化指标] 为疗效评价指标。结果：治疗组总有效率为 90.0%，对照组为 60.0%。

▷▷▷ **追本溯源**

本方出自《伤科大成》，主要用于治疗肝肾不足、精血亏虚等病症。方中熟地黄、补骨脂、菟丝子、肉苁蓉、杜仲、胡桃仁补肾，合以当归、白芍、丹参、茺蔚子、红花养血活血，标本兼治。文献报道本方可治疗月经过少（肾虚型）、肾性贫血、老年性皮肤瘙痒症、月经稀少、脱发、胎萎不长（胎儿生长受限）、腰肌劳损等。

何人饮

[组成] 何首乌 9～30 克，当归 6～9 克，人参 9～30 克，陈皮 6～9 克，煨姜 3 片。

[服用方法] 水煎，疟疾发作前 2～3 小时服。治疗产后发热，空腹温服即可。

[主治] 肺虚咳逆，劳疟发热，老年人精血亏损，便秘，产后发热，舌质淡，脉细弱。

[功用] 补肺肾，益肾精。

▷▷▷ **追本溯源**

本方为劳疟（或称虚疟）主方，方中以人参益气扶正，何首乌、当归补益精血，气血双补。景岳言其"截疟如神"，大虚者可去陈皮，多寒者煨姜量增至 9～15 克。临床应用以疟疾反复发作不止、乏力懒言、面色萎黄为辨证要点。在疟疾发作时，宜加青蒿和常山以祛邪截疟；左胁下有痞块者，可与鳖甲煎丸同用。现代临床报道未见用于治疗疟疾，仅见于治疗产后发热。

中医方剂都是在辨证论治的基础上，方能施予，本节仅为介绍补肾方剂之冰山一角，切不可简单对号入座，还需在中医师的指导下使用方剂。且作为调理用药，未必百发百中，需长时间用药方见功效，有意者亦可转换为膏方、颗粒、丸剂等，便于服用，改善生活质量，延长寿命。

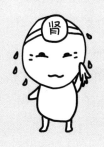

第三章

食疗补肾

食疗不愈，然后命药。《黄帝内经素问·藏气法时论》云："气味合而服之，以补益精气"。

中国传统医学向来注重饮食调养，食疗是中医学的重要组成部分，有着悠久而灿烂的历史。伴随着社会经济的发展，人类对生活质量的要求日益提高，在疗疾保健中，西医存在一定的局限性，满屋怪异的中药味亦不惹人喜爱，因此，食疗牢牢占据着保健界的一席之地。

食疗 = 中医学、烹饪学、营养学理论指导下 + 食物为主体 + 配伍一定比例的具有特定功效的药物 + 运用中国独到的烹饪技术制作。

食疗又称食治，是在中医学理论指导下，通过服食具有不同性味属性的食物，或扶正，或祛邪，以调整机体功能，达到预防疾病和辅助治疗疾病的目的。与单纯的食品不同，食疗需要重视辨证，着眼整体的中医思维，而研究药膳食疗，需对食疗方进行专业的分析，甄别分类，把握其规律和特点，结合临床与科研，才能真正用以实践。"以形补形"的粗暴方式，存在过多的谬误。

掉头发就用何首乌，肾虚进补枸杞子，补血多吃当归……老百姓的养生食谱上，经常有各种中药材；各大电视台热播的养生节目、网络社交媒体上疯传的养生秘诀，被很多人奉为"金科玉律"；"湿气重"就拔火罐，怕上火喝凉茶……

食疗和药膳的出发点，正是老百姓深以为然的"药食同源"，然而，部分人显然走入了雷区，甚至付出了巨大代价。不合理地服用中药，盲目追求食疗效果，造成的健康受损甚至死亡事件时有发生。2015 年，浙江东阳一男子连续一个月每天服用何首乌，导致全身蜡黄，化验结果显示，该男子肝功能严重受损。每逢秋冬，部分地区有在食品中添加自种的草乌、附片等乌头碱类中药进补的传统，近年来发生多起中毒事件。2015 年 9 月 10 日，云南省宾川县一村民邀请亲朋食用草乌炖猪脚，导致 27 人出现中毒症状，其中 6 人抢救无效死亡。药物永远是双刃剑，盲目挥舞，终将害了自己。

中医食疗具有独特的魅力，不只是凉茶和煲汤。西方医学中悄然兴起"自然疗法"，美国对中医药膳进行研究，提出"健康食品""功能食品"等概念。慢性疾病无特效药物，需要长期服用药物，饮食治疗具有价格低廉、不良反应小等优点，对慢性病防治具有重大的辅助作用，正所谓"三分治，七分养"。因此，食疗可减轻社会经济负担，且中医食疗口感良好，色、香、味俱全，大伙儿也容易接受。

有光的地方，就有暗。食疗并非全无禁忌。中医认为，药食同源在百姓中主要存在三个误区：第一，食疗意味着可以"盲目进补"。比如有些人觉得身体亏虚就服用人参等，认为可以补气健体，而事实上，阴虚体质的人，人参是不可用的，盲目吃人参，反而消耗阴津，使症状加重。第二，滥用"药物食品"。近年来，"海马酒""人参软糖"等药物食品流行，长期大量服用可能有害健康；民间还有些人自制"药物食品"用以"保健"，比如认为甘草有益，则长期拿来泡茶喝，而实际上，久服大量甘草可能导致肾上腺皮质功能减退。第三，懂"药食同源"，却不懂得药物配伍。中药有"性味"之分，比如寒、热、温、凉。如果不懂得药物的配伍，寒热混淆，结果不言而喻。

前面提到过，肾虚有诸多表现，如腰痛、耳鸣、眩晕、健忘、性功能障碍、精力下降、夜尿增多、须发早白、月经失调等。在明确病因、排除器质性疾病、分辨肾虚类型后，症状轻微的患者，可以考虑食疗；症状明显的，则需寻求中医治疗。

食疗的种类繁多，形式丰富，大多以药羹、药粥、药茶、药酒为主。本文列举一二，以供参考。

第一节

肾虚适宜食物

一、补肾气食物

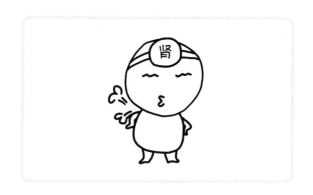

1. 粟米　能补益肾气。明代李时珍说："粟，肾之谷也。肾病宜食之，煮粥食，益丹田，补虚损"。

2. 山药　性平、味甘，入脾、胃、肾经，为"上品"之药，有补益脾胃、益肺补肾之功，适用于脾胃虚弱、食少便溏、腹泻带下、肺虚久咳、肾虚遗精等。《神农本草经》言其："补中，益气力，长肌肉，久服耳目聪明，轻身，不饥，延年。"《本草纲目》言其："益肾气，健脾胃，止泄痢，化痰涎，润皮毛。"

3. 栗子 性温，味甘，素有"千果之王"的美称，除有补脾健胃作用外，更有补肾壮腰之功，是老少皆宜的"补药"。医学研究发现，栗子所含的不饱和脂肪酸和各种维生素，有抗高血压、冠心病和动脉硬化的功效。脾胃虚寒者，可用栗子、大枣、茯苓、大米煮粥喝，无论是熬汤还是炒食，应细细咀嚼，连津液吞咽，可以达到更好的补肾效果。栗子炖鸡，适合脾虚怕冷的人，有益气补肾的功效。

二、补肾阴食物

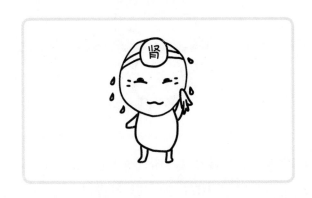

1. 枸杞子 性平，味甘，具有补肾养肝、益精明目、壮筋骨、除腰痛、久服益寿延年等功用。主治肝肾阴亏所致腰膝酸痛、视力衰弱及糖尿病等病症。尤其是中老年肾虚之人，食之最宜。

2. 干贝 又称江珧柱。性平，味甘、咸，能补肾滋阴，故肾阴虚者宜常食之。

3. 桑椹　俗称桑果。性寒，味甘，有补肝、益肾、滋阴的作用。肾虚之人，尤其是肾阴不足者，食之最宜。

4. 鲈鱼　又称花鲈、鲈子鱼。性平，味甘，既能补脾胃，又可补肝肾、益筋骨。凡肝肾阴虚或脾胃虚弱者皆宜。

5. 黑豆衣　为黑大豆的种皮，味甘，性凉，入脾、肾、肺经，具有滋阴养血、平肝益肾的功效。黑豆衣首载于《本草纲目》，但入药较少见，一般可用黑豆代替。黑豆为强壮滋补食品，具有补肾养血、清热解毒、活血化瘀的作用。黑豆治盗汗也早有记载，如《本草汇言》云：黑豆"煮汁饮，能润肾燥，故止盗汗"。

三、补肾阳食物

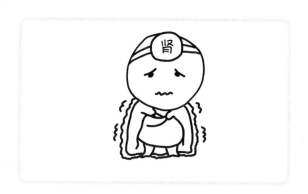

1. 狗肉　性温，味咸，除有补中益气作用外，还能温肾助阳，故肾阳不足、腰膝软弱或冷痛，食之最宜。

2. 羊骨　性温，味甘，能补肾强筋骨。唐代《食医心镜》介绍："治肾脏虚冷，腰脊转动不得，羊脊骨一具，捶碎煮烂，空腹食之"。肾虚劳损、腰膝无力怕冷、筋骨挛痛者，最宜食之。

3. 羊肉　羊肉具有补肾壮阳、温补气血、开胃健脾的功效，所以冬天吃羊肉，既能抵御风寒，又可滋补身体。民间有"要想长寿，常吃羊肉"的说法。羊肉最好炖着吃，因为羊肉经过炖煮，会更加熟烂，易于消化。可搭配山楂、白萝卜、山药、胡萝卜等进行炖制。

4. 海马　性温，味甘，能补肾壮阳，故凡肾阳不足之人，皆宜食之，包括肾阳虚所致的阳痿、不育、多尿、遗尿、虚喘等，食之颇宜。可用海马研细，每次 1～2 克，黄酒送服，每日 2 次或 3 次。

5. 虾　性温，味甘、咸，入肾经，具有补肾壮阳的作用。凡因肾气虚弱、肾阳不足所致的腰脚软弱无力，或阳痿，或男子不育症患者，宜多食虾。《食物中药与便方》曾介绍："肾虚，阳痿，腰脚痿弱无力，小茴香 30 克，炒研末，生虾肉 90～120 克，捣和为丸，黄酒送服，每服 3～6 克，每日 2 次。"

6. 淫羊藿　性温，味辛、甘，能温肾壮阳、强筋骨、抗衰老、祛风湿。常用于肾阳虚所致的神疲乏力、骨质疏松、肾虚咳喘、尿频遗尿、阳痿精衰等，也用于半身不遂、四肢不仁，尤其是治疗女性围绝经期综合征的良药。淫羊藿中含有类雄性激素样物质，功效强于蛤蚧和海马，能够促进精液分泌，激发性欲。同时，淫羊藿还可以抑制血管运动中枢，使周围血管扩张，血压下降，并能镇咳、祛痰、平喘。一般用量 10～15 克。淫羊藿 10 克、杜仲 15 克，水煎代茶，用于女性更年期骨质疏松。淫羊藿性温，阴虚火旺者不可服用。

7. 菟丝子　性温，味甘，温润而不燥，阴阳并补。能补益肾精、养肝明目、养脾助胃，治疗肾精不足所致的衰老症状，如目暗不明、腰膝酸软、须发早白、遗尿尿频、阳痿早泄、白带过多等。常用量 15 克，但阴虚火旺、大便燥结者不宜使用。

8. 巴戟天　性微温，味甘、辛，具有补肾阳、益精血、强筋骨、祛风湿的功效，可治疗肝肾阳虚所致的衰老体虚、筋骨痿弱、腰膝酸软、少腹冷痛、月经失调、阳痿早泄、风湿骨痛等症。巴戟天补阳功效甚好，每次用量 10～15 克，但阴虚火旺及湿热者忌服。

9. 麻雀蛋　性温，味甘、酸，具有补肾阳、益精血、调冲任等功效，能防治肾虚阳痿、滑精、早泄、女子带下、便溺不利、病后体虚、寒疝及不孕症等。

10. 杜仲　性温，味甘，能补肝肾，强筋骨，适用于肝肾不足、筋骨不健所致的腰膝酸痛、下肢痿软、屈伸不利、阳痿早泄、遗尿尿频等症。杜仲具有持久而缓和的降压作用，可用于早期高血压。杜仲还能增强肾上腺皮质功能，激活机体的特异性免疫反应，具有双向调节细胞免疫的功能。杜仲可炖、煮、熬，每次用 10～15 克，但阴虚火旺者不宜食用。

11. 鸽肉　雌鸽分泌性激素特别旺盛，所以炖鸽是扶助阳气的食品。凡人肾气衰弱，房事无能，可多吃雌鸽，煲汤或清炖，功能扶阳广嗣，起衰振疲。

12. 肉苁蓉　性温，味甘、咸，能补肾阳，益精血，润肠通便，治疗肾阳不足、精血亏虚所致的头晕耳鸣、须发早白、腰膝酸软、下肢痿软、阳痿早泄、肠燥便秘等症。常用量10～15克。肉苁蓉补肾而不伤阴，男女皆宜。但阴虚火旺、内有实热及大便溏泄者慎服。

四、补肾精食物

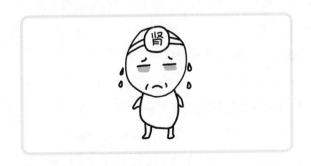

1. 牛骨髓　具有润肺补肾、益髓的作用，对肾虚赢瘦、精血亏损者，尤为适宜。

2. 何首乌　具有补肝肾、益精血的作用，历代医家均用于肾虚之人。凡是肾虚之人头发早白，或腰膝软弱、筋骨酸痛，或男子遗精、女子带下者，食之皆宜。

3. 猪腰　性平，味咸。凡因肾虚所致的腰酸腰痛、遗精、盗汗及老年人肾虚耳聋、耳鸣，宜常食之。

4. 核桃　性温，味甘，既能补肺止喘，又能补肾固精，还能润肠通便。适宜于肾虚喘嗽、遗精阳痿、腰痛脚弱、小便频数、大便燥结者服食。

5. 芝麻　甘、平，有补肝肾、润五脏的作用。尤其是肾虚之人腰酸腿软、头晕耳鸣、发枯发落及早年白发、大便燥结者，最宜食之。

6. 芡实　性平，味甘、涩，有益肾固涩、补脾止泄的双重功效。凡肾虚之人遗精、早泄、带下、小便不禁或频多者，宜常食之。

7. 牛睾丸　含有多种性激素，是有益于生殖功能的上好食品，能扶阳起衰，补肾益精。

五、阴阳双补

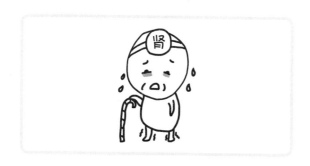

1. 海参　性温，味咸，质地虽阴柔，但能补肾之阳气，为肾阴肾阳双补之品。凡肾虚之人，皆宜食之。

2. 山茱萸　性微温，味酸、甘，能补益肝肾，固藏精血，常用来治疗肝肾亏虚所致的头晕、目眩、耳鸣、腰膝冷痛、阳痿早泄等症；也常用于滑精遗尿、崩漏、大汗不止等症，还可用于糖尿病。近代研究证明，山茱萸能改善化疗、放疗的不良反应，提高机体免疫功能。山茱萸每次用量5～30克。对于虚汗不止者，可与龙骨、牡蛎同用；素有湿热、小便淋涩者忌服。

此外，肾虚者还宜服食龟肉、甲鱼、蛤蚧、莲子、松子、荠菜、韭菜、蜂王浆、灵芝、燕窝、阿胶、紫河车、地黄、锁阳等。

秋冬进补是我国流传千年的习俗。据专家介绍，秋冬进补，具体落实到个人，就有其十分独特之处。因为不同的人在一年中的消耗量不同，而且人有强壮虚弱之异，体质亦表现出寒热、阴阳、虚实的多样性。另外，人分老幼、男女、有病无病、大病小病，如果不予区别，一律给以同一种补品，容易适得其反。所以，区分每个人的具体特点，准确地了解进补者是阳虚还是阴虚，体寒还是体热，这就是中医的辨证施补。因此，食疗进补因人而异，不可盲目跟风，需要审视自身所缺。

第二节

肾虚适宜食疗方

一、耳鸣、耳聋

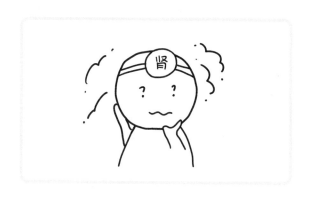

1. 肾阴不足型　多为中老年发病，耳内犹如蝉鸣，鸣声一般不会很大、很响，可伴有腰膝酸软、眼花、眼干涩等肾阴不足之证，舌质红、少苔，脉细。中老年人耳鸣又无明显其他兼症时，多可归于此型中。

熟地黄柏汤：取熟地黄 50 克，黄柏、石菖蒲各 10 克，将诸药放入砂锅内加水 500 毫升。浓煎至 250 毫升温服，每日 1 剂。对阴虚火旺所致的耳鸣、耳聋疗效较好。

百合茶：将百合研成粉末，每次用温水冲服 9 克，每日

2次。对阴虚火旺所致的耳鸣及听力减退疗效较好。

虫草山药鸭汤：冬虫夏草15克，山药20克，鸭1只，放入锅内隔水炖熟，适当调味即可，每周食用1次或2次。可滋阴补肾，适用于因肾阴不足而导致的耳鸣、失眠、腰膝酸痛、口干咽燥等症。

菖蒲羹：猪肾1对，石菖蒲10克（用新鲜米泔水浸泡一夜），五味子10克，葱白3根，粳米30克。用适量水先煮石菖蒲与五味子，去渣留汁，再与猪肾（洗净，去膜，切片）、粳米、葱白一同煮粥。待粥熟时加食盐调味，每天空腹食用。

2. 肾精亏损型　耳鸣、耳聋日渐加重，病程较长，耳鸣昼夜不息，夜间明显，虚烦失眠，头晕目眩，腰膝酸软，夜尿多，口干咽燥；舌质红，苔薄白，脉细数。

猪腰核桃粥：将猪腰1对（去筋膜，切片），人参、防风各1.5克，葱白2段，核桃2枚，加粳米同煮粥。

黑豆煲狗肉汤：黑豆100克，狗肉500克，橘皮少许。先将黑豆干煸片刻，狗肉（切小块）用酒、姜片、盐渍30分钟备用。用油爆生姜片，放狗肉，加水，煮沸后再放黑豆、橘皮，用文火煮2小时左右即可。

芝麻河车丸：将芝麻500克、紫河车（胎盘）2具、糯米500克同烘干，研末，炼蜜为丸，早、晚各服9克。

二、腰痛

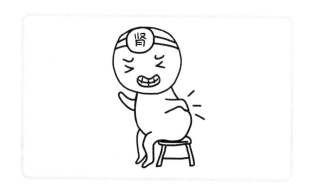

1. 肾阴虚型 腰部隐隐作痛，酸软无力，缠绵不愈，心烦少寐，口干咽燥，面色潮红，手足心热。舌红少苔，脉弦细数。

女贞子粥：取女贞子20克，枸杞子50克，山药（捣碎）50克，大米100克。先将女贞子、枸杞子加水适量煎煮，过滤取汁，然后加入山药、大米共煮成粥，代早餐食。

黑芝麻羊腰粥：取黑芝麻30克、枸杞子50克、羊腰1对（洗净去筋膜切碎）、大米200克，加适量水，以小火炖烂成粥，分顿食用，每日1次。

2. 肾阳虚型 腰部隐隐作痛，酸软无力，缠绵不愈，局部发凉，喜温喜按，遇冷更甚，卧则减轻，常反复发作，少腹拘急，面色白，畏寒肢冷。舌质淡，脉沉细无力。

桂地鹿肉：肉桂3克，熟地黄20克，鹿脯肉500克，将鹿脯肉切块，肉桂、熟地黄切小块同煮，加酒、姜、蒜、盐调味，可加酱油红烧至酥软为度，作菜肴吃，可起到补肾助阳、增温御寒的作用，对肾亏阳痿、畏寒、四肢不温者有效。

煨烤杜仲肾：杜仲15克，猪肾4个，将生杜仲切成小段片；猪肾用竹片破开，去筋膜洗净，把切好的杜仲片装入"荷包形"的猪肾内，外面用湿草纸包裹数层，放入柴火灰中慢慢煨烤，不断添加热火灰，以保持热度，至草纸焦黑，猪肾熟透，除去草纸即成。不放盐、去杜仲，吃猪肾。这道菜具有温补肾阳的功效，适用于肾虚腰痛、畏寒肢冷等证。

二仙炖狗肉：取仙茅10克，仙灵脾10克，狗肉250克，肉桂6克，小茴香9克，生姜15克。将仙茅、仙灵脾、肉桂、小茴香四药洗净，装入纱布袋内扎口。把狗肉洗净，切块，置于砂锅内，放入药袋、生姜、食盐，加水炖至狗肉熟烂时，取出药袋，饮汤食肉。该方对肾阳虚型风寒湿痹证效果尤佳。

杜仲腰花儿：取杜仲、续断各15克，猪腰1对，白酒25毫升，葱、味精、酱油、大蒜、姜、盐、白糖各适量。先将猪腰用刀纵向剖开，去其脂膜、臊腺，洗净切成腰花儿放碗内，加白糖、盐、酒；另将杜仲、续断煎取浓汁后放入腰花儿中。用武火烧热锅，倒入腰花儿速炒熟，然后加入调味品即可食用。

韭菜鳝：韭菜250克，黄鳝洗净切丝250克，将黄鳝用芡粉、味精、少许盐浆一下，入油锅略爆盛起，韭菜切短入油锅中爆炒至五分熟，将鳝丝倒入炒匀，加酒、盐、糖、姜末调味，熟后盛起即成，可起到补肾助阳、养血益精的作用。

骨碎补炖猪蹄：取骨碎补、川牛膝各 20 克，菟丝子 30 克，川续断 15 克，猪蹄 2 只。将四味药用纱布包好，和猪蹄共放入锅内，加水及黄酒适量，炖至猪蹄熟，吃猪蹄喝汤，每日 1 次。

巴戟花生蹄筋汤：猪蹄筋 60 克，牛蹄筋 60 克，花生 30 克，巴戟天 15 克，将猪蹄筋、牛蹄筋略烧熟切段，然后把全部用料放入锅内，武火煮沸后，文火煲 2 ~ 3 小时，调味即可，具有补益肝肾、强筋健骨的作用。适用于肝肾两虚者，症见腰酸脚软、筋肉萎缩、下肢乏力，或肢体痹痛、麻木不仁。亦可治类风湿关节炎、脚气病。

巴戟淫羊酒：巴戟天、淫羊藿各 250 克，白酒 1500 毫升。将以上两味切碎，与白酒共放入容器中，密封浸泡 7 天便可服用，早、晚各 1 次，每次 20 毫升，可起到壮阳祛风的作用，适用于神经衰弱、性欲减退、风湿痹痛、肢体瘫痪等症。

母鸡炖牛尾：牛尾 500 克，母鸡肉 300 克，鸡汤 1000 毫升，葱、姜、料酒、花椒、猪油、盐、味精适量，可起到补肝肾、强筋骨、填精血的作用。适用于肾阳虚损、肝血不足所致的体弱无力、腰膝酸软、筋骨虚弱、阳虚早泄及老年腰膝酸痛、头晕目眩等。

牛尾为牛肉中之佳品，牛尾中所含牛筋较为丰实，故有较好的补肝肾、强筋骨作用。本药膳以牛尾配母鸡，增强了补虚益气之功。

三、眩晕

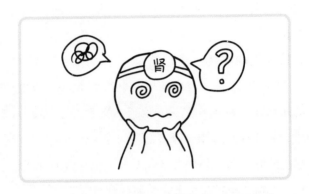

1. 肾精不足型　眩晕日久不愈，精神萎靡，腰膝酸软，少寐多梦，健忘，两目干涩，视力减退；或遗精滑泄，耳鸣齿摇。

黑芝麻糖粉：黑芝麻、桑椹各 160 克，黄精 70 克，共研粉，加糖，每日 2 次，每次 5 克。

健脑补肾方：核桃仁 300 克、枸杞子 200 克、女贞子 200 克、炒莲子 200 克、炒大枣 50 克，装瓶或罐内，加入低度白酒，酒应没过中药约 3 厘米，每天搅动一次，半个月后酌加蜂蜜，每天适量饮用。适用于因肾精亏虚引起的头晕耳鸣、健忘等症状。

木耳炒腰子：猪腰或羊腰 1 对，剖开，去筋膜，冷水泡半天；黑木耳 100 克泡发；花椰菜 200 克掰小块，开水焯过；猪腰或羊腰切丁，与黑木耳爆炒，加适量姜、蒜末及盐，炒至八分熟时加入花椰菜，翻炒至熟即可。适用于脾肾虚弱引起的头晕耳鸣、腰膝酸软、倦怠乏力等症。

2. 肾阴不足型　眩晕兼有耳鸣，颧红咽干，心烦，失眠，手足心发热，舌红少苔，脉细数。

淡菜干餐：淡菜干 250 克，陈皮 20 克，烘干研成细粉，每次服 5 克，蜂蜜调开水送服，每日 2 次，有滋补肾阴之功效。适用于肾阴虚所致头晕眼花等症。

滋补肝肾方：枸杞子 30 克，冬虫夏草 10 克，百合 50 克，洗净后加水炖开，文火慢煮 20 分钟左右，加入猪肝或羊肝 50 克及调料适量，再煮约 30 分钟即可，分次吃肝喝汤。用于因肝肾阴虚而引起的眩晕、眼花、关节屈伸不利、烦热、盗汗等症状。

冬虫夏草淮山鸭汤：冬虫夏草 15 克，淮山药 20 克，鸭 1 只，葱段、姜片及精盐各适量。将冬虫夏草用温水浸泡 20 分钟，再用清水洗干净；将鸭子宰杀后去除毛及内脏，洗干净，切成块；将淮山药去皮后洗干净，切成段。将上述三种材料及葱段、姜片一并放入砂锅中，加入适量清水，用武火煮沸，再改用文火炖煮至鸭肉烂熟后关火，调入精盐即成，可食肉饮汤，每星期服用 1 次或 2 次。此方具有滋阴补肾、填精生髓的功效，适合因肾阴不足而出现头晕、耳鸣、失眠、腰膝酸软、口干咽燥等症状的人食用。

3. 肾阳亏虚型　眩晕兼有听力减退，耳鸣，腰膝酸软，面色㿠白，形寒肢冷，舌淡嫩，苔白，脉弱尺甚。

鸡肝炖肉桂：鸡肝1～2副，肉桂2克，加适量清水，放入炖盅内盖紧，隔水炖熟，吃鸡肝饮汤，具有滋补肾阳、明目等功效。适用于肾阳虚所致的头晕眼花、腰酸冷及夜尿频。

鸡肉炖鹿茸：鸡肉250克，鹿茸3克，加适量水，隔水炖1小时后吃肉喝汤，每周1次，连服3次或4次，有补肾助阳的功效。适用于肾阳虚所引起的头晕眼花、腰腿酸软、四肢冷痛等症。

猪腰粳米粥：猪腰1对，去筋膜，洗净切片，加粳米100克、水适量，煮粥，米熟烂后放入葱白、薤白各10根（切碎），同煮10分钟，加油、盐及味精调味，分2次食用。有补肾助阳之效，适用于肾阳虚引起的头晕眼花、腰腿酸痛、耳鸣及听力减退。

四、遗精

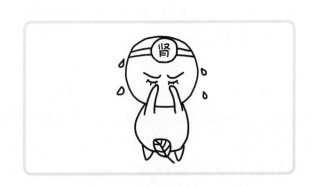

1. 肾气不固型 遗精频繁，遇寒尤甚，精液清稀而冷，腰膝冷痛，面色少华，阳事不举或举而不坚，精神萎靡，畏寒肢冷，小便清长，舌质淡，苔白，脉沉细。

苁蓉锁精粥： 羊肉90克，肉苁蓉15克，大米50克，精盐少许。将肉苁蓉放入砂锅，加水500毫升，煮烂取汁，去渣；羊肉切片，放入砂锅内，加水200毫升，先煎数沸，待肉烂后，再加水100毫升；加入粳米，煮至黏稠，加入葱、姜，再煮片刻停火，盖紧焖10分钟后即可。每日早、晚温服。适用于肾阳不足所致的遗精、阳事不举等。

鹿角胶粥： 鹿角胶10克，粳米50克，姜3片。先煮粳米，待沸后放入鹿角胶、姜，同煮为稀粥，每日3次，7日为1个疗程。适用于肾虚体弱、阳痿滑精、腰酸背痛、妇人宫寒不孕、痛经带下等疾病，但阴虚火旺、口干舌燥、感冒发热者忌服。

二仙粥： 淫羊藿9克，仙茅5克，粳米100克，冰糖20克。将淫羊藿、仙茅加水煎煮，先煎、滤两次，将两次药液兑在一起，放入锅内，再加粳米、清水，武火煮沸后，转为文火慢煮，待煮烂后加入冰糖，5分钟即可。适用于肾阳不足所致遗精、阳痿、腰膝酸软、怕冷。

补骨脂炖猪腰： 补骨脂10克，猪腰1个。两者洗净切碎，一起文火炖熟，加入姜、蒜适量，食盐调味，饮汤食肉。适用于肾阳虚引起的遗精、腰痛、膝冷、久泄等。

参茸海参汤： 海参泡发300克，火腿片30克，人参片4克，鹿茸粉0.5克，将海参切成条状洗净，人参加水少许先蒸软，起油锅将海参、火腿片略煸炒后加入汤、人参片及鹿茸粉煮数分钟，加调料即成，可起到益气补肾、种子壮阳的作用。

2. 阴虚火旺型　遗精多梦，头晕耳鸣，五心烦热，阳事易举，腰膝酸软，失眠盗汗，口干颧红，舌质红少苔，脉细数。

芡实苦瓜糊：芡实粉 15 克，苦瓜 1 条，冰糖 30 克。将苦瓜捣烂如泥，和芡实粉加冰糖捣匀，分 2 次服用。可以滋阴涩精，适宜于阴虚火旺所致的遗精、口干口苦、五心烦热。

枸杞子粥：枸杞子 30 克，粳米 50 克，白糖适量。枸杞子、粳米放入砂锅，加水 500 毫升，用文火烧至微滚到沸腾。待米开花，汤稠有油出现即停火焖 15 分钟，加入白糖即可。早、晚温服，可长期服用。适用于肾阴虚所致的遗精。

五、性欲减退

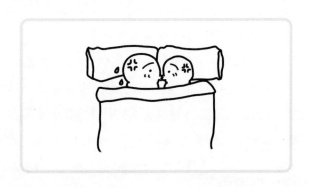

1. 肾阳虚衰型 性欲减退，腰膝冷痛，精液清稀而冷，面色少华，阳事不举或举而不坚，精神萎靡，畏寒肢冷，小便清长，舌质淡苔白，脉沉细。

起阳鸽蛋：鸽蛋两个，大茴香、小茴香各 9 克，蜀椒、生姜各 3 克。将小茴香、大茴香、蜀椒、生姜用纱布袋装好，加适量水，煮取药汁约 300 毫升，去药袋、滤药液，再入锅中煮沸，将鸽蛋放入，煮熟即成，食蛋喝汤，每日早晨服 1 次，连服月余。此方可起到补肾益阳、益精增力的作用，适用于肾阳虚、肾精亏所致的性欲减退、早衰、阳痿等症。青少年肾不虚者忌服。

养元鸡子：鸡蛋 2 个，附子、山药各 10 克，小茴香 5 克，青盐 2 克，先将小茴香、山药、附片、青盐放入砂锅中，加适量水，煎煮 2 小时以上，然后将鸡蛋打在碗内，用滚开药液冲调即成，也可调入少许蜂蜜，每日早晨服 1 次，坚持月余即可见效。具有补肾健脑、强壮元阳的功效，常服可治疗肾虚所致的早衰。

龙马童子鸡：虾仁 15 克，海马 10 克，子公鸡 1 只，料酒、食盐、生姜、葱、水淀粉、清汤适量。将子公鸡去毛及肠杂，洗净备用，将海马、虾仁用温水泡 10 分钟，分放在鸡肉上，加葱段、姜块、清汤、料酒，上笼蒸至烂熟，除笼后，除去姜块、葱段，放入味精、食盐，另用淀粉勾芡收汁后，浇在鸡肉上即可，吃海马、虾仁、鸡肉，可起到温肾壮阳、补气益精的作用。此方适用于性欲减退、阳痿、早泄、腰膝酸软无力、冷痛等。

参茶：人参 15 克、茶叶 5 克，将人参水煎 30 分钟以后泡茶，按茶水饮用，有补气壮阳的作用，适用于肾阳不足、性欲低下、阳痿等症，兼可治疗神疲乏力、气短懒言、畏寒肢冷、腰酸腿软、舌淡、脉沉迟等。

红薯炖狗肉：选用优良薯块 500 克，削皮后切成块，取狗肉 500 克，切块后一起放入锅中，加入适量清水，炖两三个小时，用盐及其他调料调味后即可食用。红薯炖狗肉在补中益气、固肾强腰方面有着显著的功效。红薯能补中和血，益气生津，而狗肉是温肾壮阳的佳品，二者结合，效果更加明显。

肉桂炖鸡肝：选用肉桂 2～3 克，鸡肝一副或两副，加入适量清水，放炖锅内炖熟即可，可先喝汤，再食用鸡肝。肉桂炖鸡肝也是温补肾阳不错的食物。肉桂能暖脾胃，通血脉，治疗肾气亏虚、脐腹疼痛、夜尿多等，鸡肝则能补益肝肾。值得提醒的是，由于肉桂辛热燥烈，对胎气有所损害，因此，孕妇不宜食用。

鹿茸山药酒：鹿茸 15 克，山药 60 克，白酒 100 毫升。将鹿茸、山药和白酒一同泡入容器中，浸泡 7 天以上就可服用，每次 15～20 毫升，每日 3 次，有补肾壮阳的功效。适用于性欲减退、阳痿、遗精、早泄，肾阳虚弱所致的遗尿、久泻及贫血等症。

2. 肾阴不足型 性欲低下兼有头晕耳鸣、五心烦热、阳事易举、腰膝酸软、失眠盗汗、口干颧红，舌红少苔，脉细数。

枸杞绿茶：枸杞子 15 克，绿茶 3 克。将以上两味用沸水冲入杯中，趁热饮用，每日 1 剂，代替茶水，有益肝明目、补肾润肺之功效，适用于肝肾不足、性欲减退、腰膝酸软、潮热盗汗、头晕耳鸣等。

六、夜尿频多

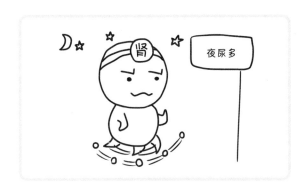

脾肾阳虚型　小便频数，遇寒尤甚，腰膝冷痛，面色少华，阳事不举或举而不坚，神疲乏力，面色苍白，畏寒肢冷，小便清长，舌质淡苔白，脉沉细。

益智仁山药粥：益智仁 10 克，水煎，取其清汁，与粳米 80 克、莲子（去心）20 克共煮粥，粥将熟软时，兑入山药末 20 克，再煮数沸，食粥，每日 1 剂。益智仁、山药、莲子，益脾、强肾、缩小便，治疗夜尿增多疗效好。

黄芪桑螵蛸粥：桑螵蛸 10 个，焙干研粉备用，黄芪、龙骨、牡蛎各 20 克，加水 500 毫升，煮至 300 毫升，取清汁与粳米 60 克煮粥。粥将熟时拌入桑螵蛸粉，再煮一二沸，加白糖适量，食粥。可补气固肾缩尿，治疗老年人夜尿增多或小儿遗尿症均有较好疗效。

核桃仁炒韭菜：核桃仁 30 克油炸，韭菜 200 克，虾仁或虾皮 20 克，加盐适量共炒，然后拌入油炸核桃仁，佐餐，可起到补肾壮阳之功。

益智仁乌鸡煲：巴戟天、杜仲各 15 克（用盐水炒过），用纱布包，与益智仁 15 克、乌鸡 1 只（去毛与内脏）、附子 10 克共煲，可加入盐、葱、姜等调味，鸡熟烂后食肉喝汤。适用于肾气虚寒、腰膝酸痛、夜尿增多者。

苁蓉羊腰粥：肉苁蓉 10 克，羊腰 1 个（去内膜，切碎），粳米 100 克，同煮成粥，可起到补肾助阳、益精通便的作用，适用于肾阳虚衰所致的小便频数、夜间多尿、畏寒肢冷、腰膝冷痛、便秘等症。

七、阳痿早泄

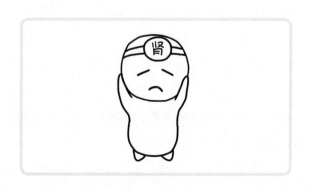

1. 肾阳衰微型 多见于禀赋不足、年老体虚或大病新愈患者，阳事不举或举而不坚，面色㿠白，头晕目眩，耳鸣，精神萎靡，腰膝酸软，小腹发凉，畏寒肢冷，夜尿清长，舌淡苔薄白，脉沉细。

米酒炒海虾： 选用鲜海虾250克，最好用对虾或龙虾，放在米酒中浸泡10分钟左右，然后取出，炒熟调味即可食用。米酒炒海虾在民间曾被当作治疗阳痿的秘方，在补肾壮阳、强筋健骨方面疗效明显。米酒含有少量酒精，食用少许可以兴奋神经，促进血液循环，促进药力发挥。海虾则是滋补良物，富含蛋白质、脂肪、碳水化合物、烟酸以及各种维生素等，《泉州本草》中记载，海虾可用来治疗阳痿不举。

苁蓉羊肉粥： 肉苁蓉10克，精羊肉100克，粳米100克，葱白2根，生姜3片，盐适量。将肉苁蓉碾碎煎煮，取汁；精羊肉切小块，放入药汁锅中，加入粳米同煮，沸后加盐、葱白、生姜煮成稀粥即可。可起到温补肾阳与气血、抗衰老的作用。尤其适用于阳虚怕冷、阳痿、早泄等，大便溏及性功能亢进者不宜食用。

羊腰煲杜仲： 取杜仲15～30克，新鲜羊腰2～3个（剖开洗净）。中药用纱布包好，羊腰略切后，将上2味共放入砂锅内，加适量水，入姜、葱共炖熟，起锅前酌放调味品，饮汤食肉，每周1次或2次，可起到补肾壮阳、益精抗衰的作用，主要适用于肾虚精亏所致阳痿、性功能减退等。

肉苁蓉芡实兔肉汤： 兔肉100克，肉苁蓉30克，芡实30克。先将兔肉洗净，切块；肉苁蓉略微泡开，切片；芡实洗净，清水泡 30 分钟。把全部材料放入锅内，加适量清水，武火煮沸后，文火煲 1~2 小时，调味即可，可起到补肾固精、延缓衰老的作用，适用于肾虚患者见阳痿遗精、早泄、腰膝冷痛、小便频数或小便混浊、早衰等症，也适用于女性脾肾虚弱之带下等。

巴戟海马牛肉汤：巴戟天 20 克，海马 6 克，牛肉 350 克。巴戟天加水熬汁，牛肉切块后加海马与药汁同煮，熟后加调味即成，吃肉、喝汤，作菜肴常吃，可起到补肾壮阳的作用，治疗阳痿不育等。

补肾壮阳方：枸杞子 250 克，蛤蚧 1 对（去头足），肉苁蓉 200 克，大枣 50 克，装广口瓶中，兑入低度白酒（酒需高于中药约 3 厘米，每天搅动一次，封存半个月后饮用）。用于肾气虚损、肾阳不足引起的阳痿早泄、遗精尿频、腰痛、下肢无力等症。

2. 肝肾阴虚型　多见于素体阴虚或性欲亢进，房事过频者，欲念频萌，阴茎有勃起，但举而不坚，夜寐不实，多梦滑精，五心烦热，腰膝酸软，头晕耳鸣，口干不多饮，舌质嫩红，苔薄黄，脉细数。

枸杞子粥：枸杞子 30 克，粳米 50 克，白糖适量。枸杞子、粳米放入砂锅，加水 500 毫升，用文火煮至微滚到沸腾。待米煮开花，汤稠有油出现即停火焖 15 分钟，加入白糖即可。早、晚温服，可长期服用。

八、带下

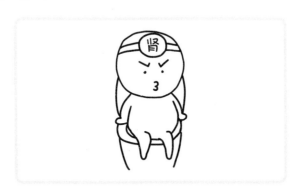

肾虚型　白带清冷，量多，质稀薄，淋漓不断，腰部酸痛，小腹冷痛，小便清长，大便溏薄，舌质淡，苔薄白，脉沉迟。治宜温肾培元、固涩止带。

鹿茸白果炖膀胱：猪膀胱 1 个，洗净，内装鹿茸 6 克，白果、淮山药各 30 克，扎紧，文火炖至烂熟，入食盐少许调味服食。每日 1 剂，连用 7～10 日。

猪肠莲杞炖鸡蛋：猪小肠 2 小段，洗净，将莲子、枸杞子各 30 克，鸡蛋 2 个，混匀后装入猪肠内，两端用线扎紧，入锅内加水炖熟后切片食用。一般 7～10 日可见效。

甲鱼山药汤：甲鱼 1 只，重 250～500 克，清洗干净，切块，用醋炒后，再加入山药 50 克，加入适量水煮汤，调味服食。隔日 1 次，连用 4 次或 5 次。

母鸡煲首乌：老母鸡 1 只，去毛、开腹、弃肠，洗净，塞入何首乌 30 克（研末，布包），置砂锅中加适量水。文火煲至鸡肉烂熟，弃药，调味品酌量，吃肉饮汤。

金樱子白果汤：金樱子 30 克，白果仁 10 枚，水煎服，每日 1 次，连用有效。

韭菜子白芷粥：韭菜子 10 克，白芷 9 克，米适量。先煮药，去渣留汁，再加米煮粥。

腐竹白果粥：腐竹 50 克，白果 9 克，米适量，共煮为粥食之。

九、须发早白、脱发

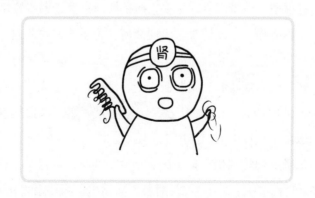

肾精亏虚型　多发于中老年，或大病久病之后，头发花白渐至全部白发，兼有稀疏脱落，头发纤细无光泽，或脆弱易断，伴头晕眼花，耳鸣耳聋，腰膝酸软，不任作强，舌质淡红，苔薄白而少，脉沉细弱。

黑豆粥：枸杞子 30 克，核桃仁 5 个，黑豆 150 克，米适量，共煮粥，加糖食之。

首乌茶：制何首乌 30 克，枸杞子 12 克，菟丝子 20 克，怀牛膝 12 克，当归 15 克，茯苓 20 克，共煮沸，去渣留汁，加糖代茶。

何首乌煲鸡蛋：制何首乌 60 克，鸡蛋 2 个，加水同煮，鸡蛋熟后，去壳取蛋再煮约 5 分钟，吃蛋饮汤。本品适用于血虚体弱引起的须发早白、脱发过多、未老先衰，对虚不受补者疗效更佳。

羊骨粥：羊腿骨 1～2 根，捣碎，加大枣、龙眼肉各 10 枚，糯米 100～150 克，加适量水，煮粥食用，可从当年冬至吃到来年立春。此粥有温肾补血的功效，适合脱发兼肾虚腰酸、轻度贫血者。

生发黑豆汤：芝麻 30 克，黑豆 30 克，枸杞子 12 克，白糖 20 克。水煮约 30 分钟后，连汤渣同食，每日 1 次，连服 60 天。本品可滋养生发，对失眠多梦者尤其有效。

首乌肝片：制何首乌 60 克，枸杞子 15 克，生猪肝 200 克，黄瓜 200 克，油、盐、味精适量。将何首乌粉碎为粉末，加水 300 克熬至约 100 克的浓汁，放入猪肝片泡 2～4 小时；黄瓜切片，锅内放油至五六成熟时，放入肝片过油，下葱、姜末爆出香味，倒入黄瓜片、盐、味精、少许制何首乌浓汁、猪肝片、发好的枸杞子，快速翻炒 3～5 分钟即成。本品对头发干枯、早白、早脱均有效，每周宜服用 2 次或 3 次。

十、心悸失眠

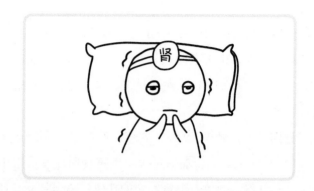

肾阴虚型　心烦不寐，入睡困难，心悸多梦，伴头晕耳鸣、健忘、腰膝酸软、潮热盗汗、五心烦热、咽干少津、男子遗精、女子月经不调，舌红少苔，脉细数。

三心汤：猪心 1 只，莲子心 10 个，竹叶心 15 个。猪心洗净剖开，放入莲子心及竹叶心，加水文火煨炖。熟后加精盐等调味，佐餐服食。宜连吃半个月，每日服用 1 剂。

莲子芡实猪肉汤：莲子肉 50 克，芡实 50 克，猪肉 200克。制法：猪肉洗净切块，与莲子（若为干品宜先加温水泡发）、芡实（先用水浸泡 30～40 分钟）一起放锅内加水，文火慢炖。待熟烂后加味精、精盐、香葱等调味，即可服食。宜经常吃。

柏百炖品：百合 30 克，柏子仁 10 克，蜂蜜 1 匙。百合、柏子仁一起倒入锅内，加清水 500 毫升，小火炖20～30 分钟，离火后弃柏子仁渣，加入蜂蜜 1 匙，调匀，当炖品吃。

枸柏大枣茶：枸杞子12克，柏子仁12克，大枣5枚，共煮沸后加糖代茶。

莲合羹：莲子肉30克，百合30克，煮沸30分钟，加白糖适量，睡前2小时服，亦可放入莲子心。

山药萸肉茶：山药15克，山茱萸10克，生地黄12克，白芍12克，酸枣仁10克，夜交藤15克，黄连5克，同煎，去渣留汁，加糖代茶。

虫草山药鸭汤：冬虫夏草15克，山药20克，鸭1只，放入锅内，隔水炖熟，适当调味即可。每周食用1次或2次。可滋阴补肾，适用于因肾阴不足而导致的失眠、口干咽燥等症。

另外，百合粥、莲子汤、玫瑰花烤羊心、桑椹大枣粥（桑椹10克，大枣50克，水煎取汁，加入粳米粥中）等，均可选食。

上述这些食疗方法，可结合具体情况任选一二，但需注意，吃一次未必有效，需要坚持服用一段时间，若不见效，或不适，须及时与中医师沟通交流，以免错用。

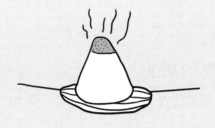

第四章

针灸按摩与补肾

随着生活节奏的加快，工作压力剧增，作息时间不规律，导致很多小伙伴出现腰酸背痛、四肢无力、精神萎靡等状况，这些可能是肾虚导致的。

这一章节主要和大家分享运用中医针灸、按摩、穴位贴敷等手段治疗肾虚的方法。

一、针灸的历史

针灸在中国已有 5000 多年的历史，话说针灸起源于新石器时代，当时生产工具相对落后，针具一般用较硬的物件（石头、兽骨、龟甲等）充当，《山海经》言："有石如玉，可以为箴"，故此，后人称其为针石。

时光流逝，随着生产力、医学技术的发展，时至轩辕黄帝时代，合众人之力，中国首部医学经典《黄帝内经》诞生了。同时把针术和灸术并称为针灸术，从此针灸正式以一个体系出现。时光轴转至战国时期，战国神医扁鹊，在修习《黄帝内经》时发现针灸理论与临床有不足之处，经过临床实践等方式，编写《难经》，把《黄帝内经》不足之处加以完善；冬去秋来，晋代，被历史称为医学界发展的小高峰，医学家皇甫谧研习《黄帝内经》等多家经典发现，内容均缺少针灸理论、穴位、操作、主治等，不利于后人借鉴、学习，所以决心编写一部实用著作，通过努力，第一部针灸著作《针灸甲乙经》横空面世。著名医学家、道家葛洪、鲍姑，在时任南海太守鲍玄的教导下研习医家经典，在岭南地区悬壶济世，后来葛洪、鲍姑潜心研医、修道，定居东樵山（现罗浮山），在日常诊疗中发现岭南地区以寒湿气候为主，针刺治疗效果欠佳，山里采药发现，有一种植物"红脚艾"性温味辛，有温经通络等功效，将药物晒干制团，用火点燃，置于相关穴位，效果立竿见影，此法因效果好、起效快等优势，很快被广大医家所研究，后来葛洪在《肘后备急方》中收集了大量方法、主治、穴位的内容，受到后人赞誉与研习。

唐宋时期，随着国力与经济实力的发展，针灸走上了发展快车道，出现许多针灸相关的经络图解和器具，如：唐代医学家孙思邈在其著作《备急千金要方》中绘制了彩色的明堂三人图、宋代王惟一编撰了《铜人腧穴针灸图经》等。

最鼎盛时期莫过于明代，当时人才辈出，同时有着丰厚的基础，故此出现了大量的书籍，如《针灸大全》《针灸大成》等著作。

1840年鸦片战争爆发，针灸慢慢走向下坡路，到了新中国成立，针灸重新获得重视，慢慢重回国际舞台与大家见面。

介绍了历史，相信大家对针灸有了一定的了解，针灸就是通过刺穴或温灼穴位的手段达到温经通络的目的，其实肾虚也分肾阳虚和肾阴虚两大方面，只有遵循先辨证、后定案的原则，进行补肾，才是最理智的选择。您选择针灸来补肾，它有哪些优点和缺点呢？

▶▶针灸的优点

1. 针灸历史悠久，可寻依据较多。

2. 安全可靠，不良反应少，能与其他治疗同时进行。

3. 治疗时间短，效果立竿见影，同时能刺激机体各方面功能，提高抗病能力。

4. 操作简单。

▶▶针灸的缺点

1. 针刺时会有痛感，治疗中会有酸麻感。

2. 技术要求高。

3. 针刺部位有限制。

二、按摩的历史

按摩，起源于原始社会，当时生产力落后，人类祖先在生产、劳作、捕猎等活动中，必定会扭伤、拉伤肌肉，出现疼痛，自然而然地会用手抚摸疼痛处、按揉等，经过按揉等操作发现疼痛逐渐减弱；聪明的人类又发现当某一部位创伤出血时，用手按压可以止血；当停止出血后，创伤部位隆起、疼痛，通过抚摸、揉动等手法，会使隆起变小或消失，肿痛得到缓解。人们还发现，用石片等刮擦某些部位能缓解一些特定的病痛。人类凭借经验重复使用一些能够祛病的抚摸按揉手法，经过长期积累，这些手法得到发展和总结。在长期的认知过程中，按摩逐渐从无意识的偶然动作演变成为人们自由运用的系统的治疗方法。早在几千年前，祖先就为按摩奠定了基础，并逐步形成我国的按摩体系。

按摩，又称推拿，最早的史料在商代殷墟出土的甲骨文卜辞中被发现，古称按跷（指按摩矫捷，舒畅筋骨）、案杌（案，通按；杌，通玩。案杌，即按摩）等，《史记》记载了战国时期名医扁鹊，曾用按摩疗法，治疗虢太子的尸厥症。可见按摩，在当时已被医家所应用。

后来听说在轩辕黄帝时期出现一本按摩书——《黄帝按摩经》，可惜此书现已失传，但有一个好消息，《黄帝内经》里有谈及按摩的内容。医者们经过数千年的研究实践，按摩这门学科，已经从简单的手法发展成为独立的学科。在魏、晋、隋、唐时期的太医院就设有按摩科，建立按摩医政；至宋、金、元时期，按摩疗法得到了进一步的发展，不但用于保健、治病，而且在妇产科催产方面起了很大作用；到了明代，按摩的范围更加扩大，小儿保健推拿应运而生，同时出现了《小儿按摩经》等小儿按摩经典著作；清代小儿推拿的发展更进一步，达到了一个高峰时期，与此同时，按摩伤科病理论得到了系统的总结；国民政府时期，崇尚西医，废止旧医，按摩的发展停滞不前，到了新中国成立，按摩被再次重视，不断完善与发展，成为治（病）养（生）结合的学科之一。

▶▶按摩的优点

1. 容易学习，操作简便。

2. 经济实用，可代替药物。有些患者使用按摩疗法后，可使精神振奋，起到兴奋剂的作用，也可使患者安静下来，起到镇静剂的作用。

3. 按摩有利于新陈代谢，对于慢性病或身体过度虚弱的患者，是比较安全可靠的。

4. 对于不便吃药的患者，按摩可增强体质，起到预防保健作用。

▶▶ 按摩的缺点

1. 治疗时间比较长。

2. 对于某些复杂疾病，还需配合针灸、药物治疗。

3. 按摩力度比较难控制。

第一节

艾灸与补肾

灸法的定义：灸法古称"灸焫"，又名艾灸，主要材料为艾草与富含挥发油的草药，点燃后直接或间接熏灼体表腧穴，以达到温经、活血、通络及保健作用的治疗方法。

灸法的作用：扶阳固脱，行气通络，温经散寒，升阳举陷，拔毒泻热，防病保健。

灸法的种类：灸法有很多种，可分为两大类，即艾灸法与非艾灸法。

艾灸法与非艾灸法再细分，可分为多种方法，如下。

艾灸法	艾炷灸	直接灸	瘢痕灸、无瘢痕灸
		间接灸	隔姜、隔蒜、隔盐灸等
	艾卷灸	艾条灸	
	针上灸（又名温针灸，点燃艾条后，插入针柄处）		
	灸器灸		
非艾灸法	天灸		
	日灸		
	电灸		

一、艾炷灸

将艾绒做成圆锥形的艾炷，大的如半截枣核，小的如米粒，在穴位上灸，这就是艾炷灸，分为直接灸与间接灸。

☸ 直接灸

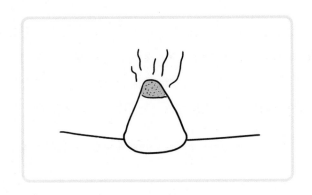

直接灸又名着肤灸，即将艾炷直接放在穴位皮肤上施灸的一种方法。施灸时将皮肤烧伤化脓，愈后留有瘢痕者，称为瘢痕灸；不使皮肤烧伤化脓，不留瘢痕者，称为无瘢痕灸。

瘢痕灸主治：哮喘、肺结核、瘰疬、慢性胃肠病等慢性疾病。

无瘢痕灸主治：慢性虚寒性疾患，如哮喘、风寒湿痹等疾病。

1. 操作方法

瘢痕灸：施灸前，涂少量大蒜汁于所需腧穴，以增加黏附和刺激作用，然后将大小适宜的艾炷置于腧穴上，用火点燃艾炷施灸。每壮艾炷必须燃尽，除去灰烬后，方可继续易位再灸，待规定壮数灸完为止。

无瘢痕灸：施灸前，涂少量凡士林在所需腧穴，使艾炷便于黏附，然后将大小适宜的艾炷，置于腧穴上点燃施灸，当灸炷燃剩 2/5 或 1/4 而患者感到微有灼痛时，即可易位再灸。若用麦粒大的艾炷施灸，当患者感到有灼痛时，医者可用镊子柄将艾炷熄灭，然后继续易位再灸，按规定壮数灸完为止。一般应灸至局部皮肤红晕而不起疱为度。因其皮肤无灼伤，故灸后不化脓，不留瘢痕。

2. 相关穴位

足三里：又称长寿穴，民谚有言："艾灸足三里，胜吃老母鸡"，可见足三里的重要性，《针灸真髓》曰："三里养先后天之气，灸三里可使元气不衰。"它不但是全身强壮要穴之一，也能调节改善机体免疫功能，有防病保健作用。

定位：小腿前外侧，当犊鼻下 3 寸，距胫骨前缘一横指（中指）。

主治：胃痛、呕吐、腹胀、肠鸣、消化不良，下肢痿痹、不遂、泄泻、便秘、心悸等。

功效：补中益气，通经活络。

3. 注意事项

瘢痕灸：施灸时由于火烧灼皮肤，因此可产生剧痛，此时可用手在施灸腧穴周围轻轻拍打，借以缓解疼痛。正常情况下，灸后 1 周左右，施灸部位化脓形成灸疮，5～6 周后，灸疮自行痊愈，切勿揭开伤疤，结痂脱落后留下瘢痕。

无瘢痕灸： 一般灸至局部皮肤红晕而不起疱为度。因其皮肤无灼伤，灸后不化脓，不留瘢痕。

🔘 间接灸

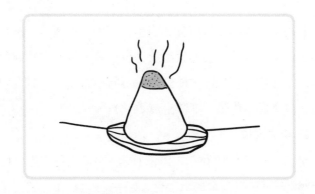

间接灸又称隔物灸，是用某种物品将艾炷与施灸腧穴部位的皮肤隔开，进行施灸的方法。所隔的物品常用生姜、大蒜、盐等。

隔姜灸主治： 虚寒引起的呕吐、腹痛、腹泻及风寒痹痛等。

隔蒜灸主治： 瘰疬、肺结核及初起的肿疡等症。

隔盐灸主治： 急性寒性腹痛或吐泻并作，中风脱证、节气保健等。

1. 操作方法

隔姜灸： 取新鲜老姜一块，沿纤维纵向切取，切成0.2～0.3厘米厚的姜片，根据穴区部位和艾炷的大小而定姜片大小，中间用针穿刺数孔。施灸时，将其放在穴区，置大或中等艾炷于其上，点燃。待患者有局部灼痛感时，略略提起姜片，或更换艾炷再灸。每次灸 6 ~ 9 壮，以皮肤局部潮红不起疱为度。

隔蒜灸： 取新鲜独头大蒜，切成 0.1 ~ 0.3 厘米厚的蒜片，用针在蒜片中间刺数孔。放于穴区，上置艾炷施灸，每灸 3 ~ 4 壮后换去蒜片，继续灸治。

隔盐灸： 用纯净的食盐填敷于脐部，或于盐上再置一薄姜片，上置大艾炷施灸。

2. 相关穴位

神阙： 神阙穴又称脐中，是主掌人体寿命的穴位，神阙穴与命门穴被誉为任督二脉之阳穴，道家的修士在修炼时，把神阙与命门喻为水火之官，而道家提倡的腹式呼吸（胎息）意在锻炼神阙，从而达到养生延寿的目的。

定位： 脐窝正中。

主治： 腹痛、泄泻、虚脱、水肿等症。

功效： 温阳救逆，利水固脱。

3. 注意事项

隔姜灸： 灸毕可用红花油涂于施灸部位，一是防皮肤灼伤，二是增强艾灸活血化瘀、散寒止痛的功效。

隔蒜灸： 在施灸过程中若不慎灼伤皮肤，致皮肤起透明发亮的水疱，须注意防止感染。

隔盐灸： 施灸时要保持原有体位，呼吸均匀。尤其是穴区感觉烫时，应告知医师处理，不可乱动，以免烫伤。

二、艾卷灸

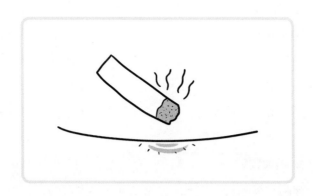

艾卷灸又名艾条灸，即将艾条点燃后置于腧穴或病变部位上进行熏灼的方法，也可在艾绒中加入辛温芳香药物制成药物艾条，称药条灸。

主治：腰痛、颈痛、痛经、月经不调、感冒、慢性支气管炎、消化不良、腹痛、高血压、冠心病、眩晕等。

功效：①引导气血；②温经通络，祛寒除邪；③行气活血，消肿止痛；④回阳固脱。

1. 操作方法　将艾条燃着的一端与施灸处的皮肤保持3厘米左右距离，使患者局部温热而无灼痛。每穴灸20分钟左右，以皮肤出现红晕为度。

2. 相关穴位

肾俞：肾，肾脏也。俞，输也。肾俞意指肾脏的寒湿水气由此外输膀胱经。《针灸大成》曰："主虚劳羸瘦，耳聋肾虚，水脏久冷，心腹胀满急，两胁满引少腹急痛。"

定位：第 2 腰椎棘突下，旁开 1.5 寸。

主治：腰痛，遗尿、遗精、阳痿，月经不调、带下病，耳鸣、耳聋等。

功效：外散肾之寒。

3. 注意事项

艾条与施灸处不得小于 3 厘米，谨防灼伤。

三、温针灸

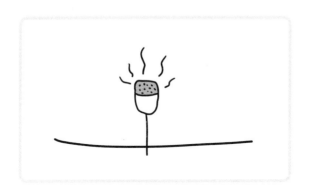

温针灸又名针柄灸，是针刺与艾灸相结合的一种方法。在留针过程中，将艾绒搓团裹于针柄上点燃，通过针体将热力传入穴位。

主治：风寒痹证、心脑血管疾病、痛风等。

1. 操作方法　先取长度在 1.5 寸以上的毫针，刺入穴位得气后，留针，于针柄上或裹以纯艾绒的艾团，或取约 2 厘米长的一段艾条套在针柄之上，无论艾团、艾条段，均应距皮肤 2～3 厘米，再从其下端点燃施灸。在燃烧过程中，如患者觉灼烫难忍，可在该穴区置一硬纸片，以稍减火力。每次如用艾团，可灸 3～4 壮；艾条段则只需 1～2 壮。燃烧时间为 30 分钟。

2. 相关穴位

百会：又称顶中穴、天满穴，为经络汇聚之处，阳气上输的储存点。

定位：头部，当前发际正中直上 5 寸，或两耳尖连线中点处。

主治：心脑血管疾病、失眠、鼻塞、肛肠疾病等。

功效：升阳举陷，益气固脱。

3. 注意事项

▶▶温针灸要严防艾火脱落灼伤皮肤。

▶▶温针灸时，不要任意移动肢体，以防灼伤。

㈣、非艾灸法——天灸

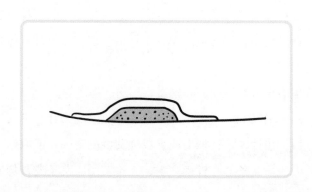

天灸又名发疱灸法，是使用对皮肤具有刺激性的药物（如白芥子、生姜等）制成药膏，按照疾病的归经，再按照二十四节气的时间，把药膏涂贴在相应穴位的方法。

主治：鼻炎、胃肠疾病、痛经等。

1. 操作方法　将白芥子研末，姜汁调为糊膏状，取绿豆大小，敷贴于穴位上，用油纸覆盖，胶布固定；或将白芥子末1克，放置于5厘米直径的圆形胶布中央，直接敷贴在穴位上，敷灸时间为30分钟至1小时，以局部皮肤灼热、疼痛为度。

2. 相关穴位

▶▶三阴交

三阴交又称太阴穴或承命穴，是妇科常用的保健、调理穴位。

定位：在小腿内侧，内踝尖上3寸，胫骨内侧缘后际。

主治：胃肠疾病，月经不调等妇科疾病，遗精、阳痿等男科疾病。

功效：调肝补肾，健脾益血。

▶▶八髎

八髎乃支配盆腔内脏器官的神经血管会聚之处，是调节人体一身气血的总开关，务必畅达无阻。

定位：上髎、次髎、中髎、下髎，左右共八个穴位，分别在第一、二、三、四骶后孔中，合称"八髎穴"。

主治：腰骶部疾病，如下腰痛、坐骨神经痛、下肢痿痹，小便不利，月经不调、盆腔炎等。

功效： 补益下焦，清热利湿。

▶▶涌泉

涌泉又名地冲穴，《黄帝内经灵枢·本输》记载："肾出于涌泉，涌泉者，足心也"。由此能看出涌泉穴在养生、治病等方面的重要性，同时也是肾经第一穴。

定位： 正坐或仰卧、翘足的姿势，涌泉穴位于足前部凹陷处第2、3趾趾缝纹头端与足跟连线的前1/3处。

主治： 眩晕、焦躁、过敏性鼻炎、更年期综合征、肾脏病、下肢瘫痪等。

功效： 滋阴益肾，平肝息风，醒脑开窍。

▶▶关元

关元出自《黄帝内经灵枢·寒热病》，别名三结交、下纪、次门、丹田、大中极，属任脉，足三阴、任脉之会，小肠募穴。小肠之气结聚此穴并经此穴输转至皮部。它为先天之气海，是养生吐纳吸气凝神的地方。古人称关元为人身元阴元阳交关之处。

定位： 下腹部，前正中线上，当脐下3寸。

主治： 中风脱证、虚劳羸瘦；遗精、阳痿、早泄；崩漏、月经不调、痛经、闭经、不孕、带下病；遗尿、癃闭、尿频、尿急；腹痛、泄泻。

功效： 培补元气，导赤通淋。

3. 注意事项

▶▶孕妇、年老体弱、皮肤过敏等患者应慎用或禁用。

▶▶贴药后局部皮肤有轻度灼热感，0.5～1小时后可将药物自行除去，切忌贴药时间过长。

▶▶贴药后，局部灼热难受，可提前除去。

▶▶贴药后，局部起水疱，可涂万花油。

▶▶当日禁食生冷、寒凉、辛辣之物。

▶▶洗温水澡。

▷▷▷ **直面问题**

问：灸法使用后会有什么反应呢?

答：①皮肤潮红；②口渴；③灸疱或灸疮；④灸感疼痛。

问：如何解决灸后反应?

答：①合理使用灸法；②多喝温开水；③使用万花油或烫伤膏涂抹患处；④轻揉患处。

通过灸法介绍，相信大家对于灸法有了一定了解，在选择方法前，必须请医师先辨虚实寒热，再定治疗方案，这样将会取得事半功倍的效果。

第二节

穴位按摩与补肾

一、你应该知道的穴位与按摩

🔘 什么是穴位

穴位，学名腧穴，指人体经络中特殊的点区部位，是经络气血汇合、输注、渗灌的部位，是体表与深部组织器官密切联系、相互输通的特殊部位。穴位主要分布在经脉上，从属于经，通过经脉向内连属脏腑。穴位具有把人体脏腑经络的气血输注到体表特定部位的作用，是内在疾病在体表部位的反应点，也是按摩手法的刺激部位。穴位是人体脏腑经络气血输注于体表的特殊部位。

▷▷▷ **追本溯源**

"腧"通"输"，或从简作"俞"。"穴"是空隙的意思。《黄帝内经》又称之为"节""会""气穴""气府"等；《针灸甲乙经》中则称之为"孔穴"；《太平圣惠方》又称作"穴道"；《铜人腧穴针灸图经》通称为"腧穴"；《神灸经纶》则称为"穴位"。《黄帝内经素问·气府论》解释腧穴是"脉气所发";《黄帝内经灵枢·九针十二原》说："神气之所游行出入也，非皮肉筋骨也"，说明腧穴并不是孤立于体表的点，而是与深部组织器官有着密切联系、互相输通的特殊部位。输通是双向的。从内通向外，反映病痛；从外通向内，接受刺激，防治疾病。从这个意义上说，腧穴又是疾病的反应点和治疗的刺激点。

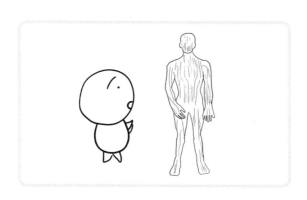

🔘 穴位的来源

早在 2000 多年以前，我们的祖先就已经知道人体皮肤上有许多特殊的感觉点。《黄帝内经》就已指出："气穴所发，各有处名"，并记载了 160 个穴位名称。晋代皇甫谧编纂了我国现存针灸专科的开山名作《针灸甲乙经》，对人体 340 个穴位的名称、别名、位置和主治一一论述。迨至宋代，王惟一重新厘定穴位，订正讹谬，撰著《铜人腧穴针灸图位》，并且首创专供针灸教学与考试用的两座针灸铜人，其造型之逼真，端刻之精确，令人叹服。可见，很早以前，我国古代医学家就知道依据腧穴治病，并在长期实践过程中形成了腧穴学的完整理论体系。

☯ 正确找到穴位的方法

1. 解剖标志取穴法　即根据人体的体表标志确定穴位，简单地说，就是有些穴位是以人体的部位而定的。这时你只要用眼睛和手指对比一下，就可以找出正确的穴位。

例如，你可以利用人体的五官、毛发、脚趾、手指、乳头以及关节处的凸起或者凹陷来定位。比如印堂穴，处于两条眉毛的中间；膻中穴，在人体两乳头连线的中间；天枢穴，在肚脐旁边 2 寸（手指同身寸）的地方；神阙穴，在肚脐的中心；大椎穴，在低头时最高的第 7 颈椎棘突下等，这些穴位通过解剖标志就可以确定。

2. 手指同身寸法　是以患者的手指为尺寸衡量标准来测量确定穴位的方法，是专业按摩和针灸治疗常用的方法。

临床应用又分为以下 3 种：一是中指同身寸，即以患者中指中节屈曲时内侧两端纹头之间的距离作为 1 寸，多用于四肢部取穴的直寸和背部取穴的横寸；二是拇指同身寸，即以患者拇指指关节的横度作为 1 寸，适用于四肢部的直寸取穴；三是横指同身寸，又名"一夫法"，是将患者示指、中指、环指和小指伸直并拢，以中指中节横纹为准，以四指宽度作为 3 寸。

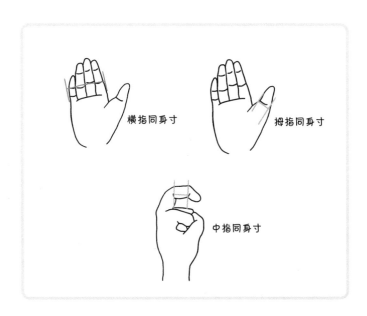

3. 骨度分寸法　根据人体的骨节来选定穴位，这种方法叫作骨度分寸法，也就是利用人体的骨节作为标志测量全身各个部位的大小和长短，根据它的尺寸可以折合成比例，作为定穴的标准。但是这种方法存在一定的弊端，因为每个人骨节的长短不一样，这就决定了骨度分寸定穴每个人是不同的。

取穴前需要明确的问题

1. 穴位是一个区域，而不是一个点。很多人认为穴位只是很小的一个点，这其实是一种误解。研究发现，人体的穴位不是一个小点，而是一个区域，有些穴位的直径可达 1 厘米，有些如同一枚 1 元硬币那么大。所以，穴位的选取不必和书上所描述的位置分毫不差，当然，也不是说随便在一个区域按摩即可，只是不用拘泥于书本的硬性规定。很多按摩专家在对患者进行按摩治疗时，绝不会刻意地去寻找哪一个小点，而是在那个穴位的大致位置按摩，同样可以达到治疗的效果。

2. 人与人之间，同一穴位，位置不一定完全相同。因为这个世界上不存在两个完全相同的人，每个人的体形、体格并不是完全相同的，因此，他们的穴位位置是不可能完全相同的。人体的穴位是通过人体正中央的中线划分的，右边和左边是相互对称的，因此，人体除了中央的穴位外，其他的穴位都是左边和右边各有一个。

3. 如何判断穴位已经找对了。初学找穴位的时候，大家经常有这样的疑问："我找到的是穴位吗？"怎样才能够知道我们已经找到穴位或者找对穴位呢？只要你在按压穴位的时候，感到了酸胀、麻木以及疼痛，或者在你按压的时候疼痛得到了缓解或者消除，就证明你已经找对了穴位。

4. 采取适当的姿势取穴。有些穴位应采取坐姿取穴，而有些穴位则以卧式取穴为宜；有些穴位应伸直肢体取穴，而有些穴位则应屈曲肢体取穴。

基本按摩手法介绍

1. 推法

方法：用手指指腹或手掌着力于人体一定部位或穴位，用力向一定方向推动。临床上常分为平推法、直推法、旋推法、分推法、一指禅推法等。

要点： 肩及上肢放松，着力部分紧贴体表部位或穴位，运用适当的压力，进行单方向的直线移动。

功效： 疏通经络，行气止痛，放松皮肤，调和气血。

2. 点法

方法： 用指端或指间关节等突起部位，固定于体表某个部位或穴位上点压的方法。

要点： 点按胸部时要迎随呼吸，在被按摩者呼气时点按；点按腰部肾俞时，方向由内略向上斜。

功效： 疏通经络，调理脏腑，活血止痛。

3. 按法

方法： 用指端按压穴位或者用全手掌、肘尖按压穴位，停留时间较长。

要点： 垂直下按，固定不移，用力由轻逐渐加重，稳而持续，忌用暴力。

功效： 疏松肌筋，消除肌肉紧张，温中散寒，抑制机体神经亢进，缓解神经性疼痛。

4. 掐法

方法： 一种方法是用拇指、中指或示指在身体某些穴位上，做持续的掐压；另外一种方法是用一手或两手拇指做一排排轻巧而密集的掐压，边掐边向前推进。

要点： 操作时应垂直用力按压，不能抠，以免掐破皮肤。掐后常继以揉法，以缓和刺激，不宜长时间反复应用。

功效： 疏通经络，运行气血，开窍醒脑，回阳救逆。

5. 摩法

方法： 用手指端或者掌心以某一部位为中心，做环形摩擦，直至肌肤产生热感。

要点： 以腕关节连同前臂做轻缓而有节律的盘旋摩擦，直至被按摩者肌肤产生一定的温热感。

功效： 加强机体血液循环，祛除寒邪，疏通经络，缓解疲劳。

6. 抖法

方法： 用双手握住被按摩者的腕（或踝）部做上、下、左、右的小幅度摆动，使波动感上传至肩肘部或小腿部。

要点： 操作时握住被按摩者肢体的远端，在牵拉的同时用柔劲儿做上、下抖动，使被按摩者的肢体随着抖动的力量呈现出波浪样的起伏。

功效： 舒展筋骨，滑利关节，消除疲劳，增强体质。

7. 擦法

方法： 擦法分为手指擦法、鱼际擦法和掌擦法3种。手指擦法是用拇指、示指、环指和小指的指腹面来回摩擦肌肤；鱼际擦法是用手掌的大鱼际或小鱼际来回摩擦肌肤；掌擦法是用手掌来回摩擦肌肤。

要点： 擦法操作时，切记应紧贴皮肤，直线往返，按摩者用力一定要均匀且柔和，千万不能屏气操作。

功效： 益气养血，活血通络，促进血液循环，祛除寒邪。

8. 捏脊法

方法： 用双手拇指桡侧面顶住脊柱两侧皮肤，以示指、中指按压，且必须与拇指同时用力，逐渐捏动向前移。

要点： 拇指在下，示指、中指在上，相对用力地提捏被按摩者的皮肤，用力宜适度、均匀。

功效： 疏通气血，通达经络，祛除邪气。

9. 拿法

方法： 手指呈钳形，提拿局部肌肉或肌筋的方法。

要点： 手腕放松，灵活用力，动作缓和而连贯。

功效： 通经活络，行气开窍，祛风散寒，解痉止痛。

10. 擦法

方法： 用手掌的背面小指尺侧部在肌肤表面用力，通过腕关节做屈伸、外旋运动，使手掌来回连续运动。

要点： 操作时，肢体自然下垂，肘关节向内微屈，腕关节放松，五指微张，手掌小指尺侧面紧贴皮肤。切记不可有扛肩、腕关节绷紧、手指伸直等动作，因为这样容易使按摩者自身受到损伤。

功效： 疏通气血，祛除寒邪，通达经脉。

● 按摩常用的工具

1. **牙签**　将牙签绑成一束，进行穴位按摩，可以刺激穴位，增强按摩效果。可以将牙签尖的和圆的部分分开使用，刺激不同的部位。

2. **槌子**　肩膀、背部、大腿部等区域较大的部位，用木槌击打，可以减缓疲劳，疏通筋骨。

3. **梳子**　用梳子进行按摩，在刺激穴位时，可做快速敲打，疏通血液循环，缓解疲劳；也可按住不动，停留片刻，刺激穴位。

4. **网球**　用手掌夹住网球，来回在掌心做运动，可以达到刺激穴位的目的。若是觉得刺激效果不明显，也可以选择高尔夫球。

5. **热水袋**　将热水袋用毛巾包好，放于疼痛部位 10 分钟左右可起到治疗效果。

6. **软毛刷**　用软毛刷沿着经络的循行线进行按摩，可以刺激大片区域。

7. **按摩踏板**　脚踩在上面用力时，可以利用其高低不平的凸起刺激穴位。

8. **击打棒**　用击打棒击打身体，可消除肌肉的酸痛和疲劳。由于击打棒比较温和，因此不必担心会使身体受到伤害。

二、穴位按摩对肾的养护

冬季是肾精修复和肾气生长的旺季，养肾之计在于冬。冬季养"藏"而固肾气，肾功能正常，可调节机体适应寒冷的气候。冬季养肾还要调整精神，放松心情，防止恐惧、紧张对肾造成不良的刺激。冬季还可适当进食滋补肾阴、温肾壮阳的食品。

肾经在酉时（17:00—19:00）最旺，此时是气血流注肾经的时段，也是人体贮藏精华、调养肾的最佳时机。充分利用肾与时辰的关系，合理地循按肾经、保护肾精，可取得佳效。

中医认为，进行简易的自我按摩，可以益肾固本，平衡阴阳。

⊙ 肾虚引起腰腿酸痛、全身疲劳

▶▶ 按揉肾俞

穴位位置：肾俞位于腰部，第 2 腰椎棘突下，后正中线旁开 2 横指（旁开 1.5 寸）处，左、右各 1 穴。

操作手法：被按摩者取坐位或俯卧位，按摩者将双手拇指指腹按于两侧肾俞穴，用力按揉 30 ~ 50 次。

功效：此穴为肾之背俞穴，刺激此穴具有益肾助阳、强腰利水的作用。本法可改善腰腿酸痛、下肢肿胀、全身疲劳、月经不调等。

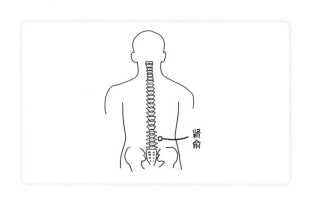

肾虚引起腹胀、腹泻、痛经

▶▶方法一：按揉三阴交穴

穴位位置：三阴交穴在足内踝尖上 3 寸。

操作手法：用拇指或中指端按而揉之，揉 1 ~ 3 分钟。

功效：具有健脾益气、渗湿止泻、和胃顺流、滋补肝肾、调经止带的作用。

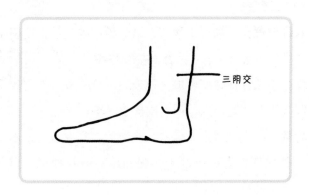

▶▶方法二：按揉涌泉穴

穴位位置：涌泉穴位于脚掌前中部 1/3 凹陷处。

操作手法：取坐姿，双手握脚，用手掌从足跟向足尖搓涌泉穴 1 分钟，然后再按揉 1 分钟。

功效：本法对肾虚引起的腹泻、闭经、痛经、不孕等有很好的效果。

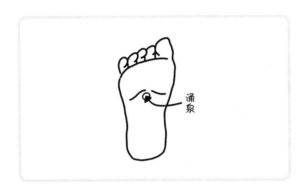

肾虚引起失眠、健忘、耳鸣

▶▶方法一：按揉太溪穴

穴位位置：太溪穴位于内踝正后方的凹陷中。

操作手法：用手握住踝部，用拇指点压太溪穴 1 分钟，然后按揉 2 分钟，以局部有酸胀感为宜。

功效：本法可有效改善失眠、健忘、遗精、阳痿、小便频数、性交疼痛、月经不调等症状，增强肾功能。

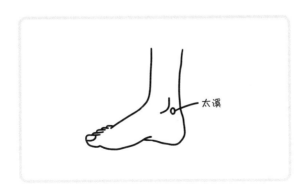

▶▶方法二：击打风池穴

穴位位置：在颈后区，枕骨之下，胸锁乳突肌上端与斜方肌上端之间的凹陷中。

操作手法：双手掌心紧按两耳外耳道，双手的示指、中指和环指分别轻轻敲击脑后枕骨，共 60 下。然后掌心掩按外耳道，手指紧按脑后枕骨不动再骤然抬离，这时耳中有放炮样声响，如此连续开闭 9 下。以上算作 1 回，每次可做 3 回，每天可做 3 次。

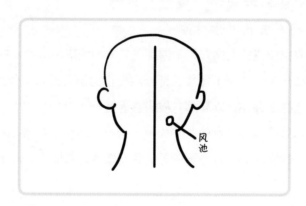

● 不宜按摩的人群

◎女性月经期及妊娠期不宜对腹部进行按摩。

◎年老体弱以及因长期疾病导致身体极度虚弱的人。

◎皮肤损伤及皮肤病患者不可进行按摩，如湿疹、烫伤以及一些开放性伤口。

◎急性软组织损伤导致的局部组织肿胀，不可按摩。

◎患有严重心、肝、脾、肺、肾疾病的患者。

◎不明原因的急性脊柱损伤伴有脊髓损伤症状的患者。

◎患有某种传染性疾病的患者，如肝炎、结核病等。

◎患有某种溃疡性皮肤病的患者，如丹毒、脓肿等。

◎各种容易引起出血的疾病，如血友病、白血病等。

◎各种急症患者，如急性阑尾炎、胃穿孔等。

◎各种骨折和关节脱位患者。

● 按摩过程中的应急处理

按摩前应认真做好准备工作，根据患者病情制定正确的按摩方案，认真细致地操作，主动观察和询问患者的感受。按摩中要避免手法粗暴、置患者反应于不顾。一旦有异常情况发生（如晕厥、破皮、出血等），须及时停止按摩操作并进行相应处理。

1. **晕厥** 表现为在按摩过程中，患者突然感到头晕、恶心，继而面色苍白、四肢发凉、出冷汗、神呆目定，甚至丧失意识而昏倒。通常是由于患者过于紧张、体质虚弱、疲劳或饥饿，或者由于按摩手法过重或时间过长引起。一旦患者出现晕厥，应立即停止按摩，让患者平卧于空气流通处，头部保持低位，经过休息后，一般会自然恢复。如果患者严重晕厥，可采取掐人中穴，拿肩井穴、合谷穴，按涌泉穴等方法，促使其苏醒。如属于低血糖引起的晕厥，可立即让患者口服糖水。

2. **破皮** 表现为被按摩者皮肤破损，多由于在使用擦法时手法不当或操作过于粗暴所致。出现破皮时应做一些外科处理，避免在破损处操作，以防感染。

3. **皮下出血**　表现为患者局部皮肤出现青紫现象，多由于按摩手法过重或患者本身有出血倾向。出现皮下出血时，立即停止按摩，一般出血会自行停止。2~3天后，可在出血局部周围进行按摩，也可配合热敷，使其逐渐消散。

第三节

穴位贴敷与补肾

穴位贴敷疗法是一种古老的中医外治方法，有着悠久的历史。春秋战国时期的《周礼·天官》中就有运用外敷药物治疗疮疡的记载，如"疡医掌肿疡、溃疡、金疡、折疡之祝药刮杀之齐，凡疗疡以五毒攻之……"，其中"祝药"即外敷药。

我国现存最早的临床医学文献《五十二病方》中记载用植物外敷伤口，可以减轻疼痛和止血，并可治疗毒蛇咬伤，为后世广泛应用。春秋战国时期，《黄帝内经》载有："颊筋有寒，则急引颊移口，有热则筋弛纵缓不胜收，故僻。治之以马膏，膏其急者；以白酒和桂，以涂其缓者"，即以中药外敷面部两侧，治疗口眼㖞斜。汉代张仲景《金匮要略》一书中曰："屈草带，绕暍人脐，使三两人溺其中，令温。亦可用热泥和屈草"，即用人尿、热泥和屈草敷脐以治疗中暑。

《华佗神医秘传》中治脱疽"用极大甘草，研成细末，香油调敷极厚，逐日更换，十日而愈。"晋代葛洪《肘后备急方》中记载了用生地黄或天花粉捣烂外敷治伤。宋代的《普济本事方》曰："治妇人生产数日不下，及胞衣死胎不下者，用蓖麻子七粒，去壳，研如泥，涂足心（相当于涌泉），才下便急洗去"。李时珍的《本草纲目》中记载有吴茱萸贴足心治疗口舌生疮等，至今仍在沿用。《普济方》记载了以生附子末、葱涎研磨拌和如泥糊，贴涌泉穴治疗鼻渊脑泻。《理瀹骈文》记载以葱盐敷脐治霍乱转筋，以车前子水调敷脐治泄泻，用大戟、枣肉捣如膏贴脐治便秘等，并提出了"外治法可以统治百病""外治之理，即内治之理"的观点，标志着贴敷疗法的逐渐成熟。

现代生活节奏不断加快，大家都在忙于生活、忙于工作、忙于交际，却忘了照顾自己的身体，于是出现头晕、耳鸣、颈肩酸痛等亚健康表现，感冒、发热、咳嗽等小毛病不断，更甚者患上高血压、糖尿病等慢性疾病。你腾不出时间照顾自己的身体，身体就会"罢工"。中医十分强调未病先防，因此，《黄帝内经》曰："圣人不治已病治未病，不治已乱治未乱……"。这种防患于未然的中医治未病理论，就是我们现代人养生保健的指导思想。

穴位贴敷作为中医外治的一种独特疗法，既可以刺激穴位，激发经络之气，又可使药物经过皮肤由表入内，循经络传至脏腑，发挥治疗作用，以调节脏腑的气血阴阳，还避免了药从口入对消化道的伤害，从而达到治疗疾病的目的。穴位贴敷简单易行，安全可靠，见效快，费用低廉，非常适合现代人养生保健之需。

● 常用的剂型

1. 散剂　将多种药物经过粉碎后，混合均匀而成。制作简便，剂量可以随时增减，稳定性较好，贮存方便，应用广泛。

2. 糊剂　将粉碎过筛的药末，用黏合剂如酒、醋、鸡蛋清、麻油等调和均匀而成，可直接涂敷于穴位，外敷纱布，胶布固定。

3. 饼剂　将药物粉碎后，加入适量的面粉搅拌均匀，压成小饼，上笼蒸熟，并趁热贴于穴位上，冷后更换。

此外，还有硬膏、软膏、丸剂、锭剂等剂型。

● 使用方法

敷贴疗法一般按使用剂型和敷贴部位，主要分为敷贴法、贴足法、敷脐法等。

1. 敷贴法　将组方药物研成细末，或直接用药粉，或将药粉与各种液体（白开水、白酒、醋、鸡蛋清、药汁、香油等）调成糊状，或将药粉用面糊等黏合剂制成一定大小的药饼，或将新鲜药物洗净直接捣烂成泥状，敷贴患处或穴位，再用纱布、胶布外盖固定，用以防治疾病的敷贴方法。

2. 贴足法　将按上述方法制成的药饼或药泥敷贴于足底涌泉穴，再用纱布、胶布外盖固定，用以防治疾病的方法。

3. 敷脐法　将按上述方法制成的药饼或药泥填敷脐部神阙穴，再用纱布、胶布外盖固定，用以防治疾病的方法。

如果将药物经加热处理后再填敷脐部，又称熨脐法。

穴位贴敷在补肾中的具体运用

⚙ 肾虚阳痿的穴位贴敷治疗

阳痿是指成年男子性交时，由于阴茎痿软不举，或举而不坚，或坚而不久，无法进行正常性生活的病症。但对发热、过度劳累、情绪反常等因素造成的一时性阴茎勃起障碍，不能视为病态。西医学中各种功能及器质性疾病造成的阳痿，均可参照此部分内容。

历代中医文献中，以明代《景岳全书》对阳痿描述最为全面："凡男子阳痿不起，多由命门火衰，精气虚冷；或以七情劳倦，损伤生阳之气，多致此证……"指出男性阳痿多由于其先天禀赋不足，或者房事过度、手淫而致精气亏虚，阳事不举。其成因多与肾虚、肝郁、心火有关。

● 体质辨证

心脾亏虚：阳痿不举，心悸，失眠多梦，神疲乏力，面色萎黄，食少纳呆，腹胀便溏，舌淡，苔薄白，脉细弱。

肝郁不舒：阳事不起，或起而不坚，心情抑郁，胸胁胀痛，脘闷不适。

命门火衰：阳事不举，或举而不坚，精薄清冷，神疲倦怠，畏寒肢冷，面色白，头晕耳鸣，腰膝酸软，夜尿清长。

惊恐伤肾：阳痿不振，心悸易惊，胆怯多疑，夜多噩梦，常有惊吓史。

贴敷穴位——神阙穴（在腹部，脐中央）

配方一：小茴香、炮姜各 5 克，盐少许，蜂蜜适量。

［用法］将上述前 2 味药共研末，加盐少许，用蜂蜜调糊状，敷于脐，外加胶布固紧，5 ~ 7 天换 1 料。

［适应证］命门火衰型阳痿。

配方二：附子、马蔺子、蛇床子、木香、肉桂、吴茱萸各等份，面粉、姜汁各适量。

［用法］将上述前 6 味药研为细末，加面粉、姜汁调成膏。取药膏 1 片贴脐上，用布包扎。

［适应证］命门火衰型阳痿、脐腹冷痛。

配方三：陈艾叶、蛇床子各 30 克，木鳖子 2 个（带壳生用）。

［用法］以上 3 味药研为细末，和匀。将药末用棉布包裹，放在脐上，以纸圈围住。用熨斗热熨后贴敷更佳。

［适应证］命门火衰型下元虚冷所致的阳痿。

中医小课堂

◎要从解除精神负担、调畅情绪入手，树立治愈阳痿的信心。如果情绪不佳，就不要勉强过性生活，以免给以后的性生活留下阴影。

◎阳痿患者要进行适当的体育锻炼，戒除手淫习惯，夫妻暂时分居以减少性刺激。

◎阳痿康复过程中切忌滥用药物。

🔘 肾虚早泄的穴位贴敷治疗

早泄是指房事时过早射精而影响正常性交，是男子性功能障碍的常见病症，多与遗精、阳痿相伴出现。

🔸 体质辨证

肝经湿热：泄精过早，阴茎易举，阴囊潮湿，瘙痒坠胀，口苦咽干，胸胁胀痛，小便赤涩。

阴虚火旺：过早泄精，性欲亢进，头晕目眩，五心烦热，腰膝酸软，时有遗精。

🔸 贴敷穴位——神阙穴（在腹部，脐中央）、关元穴（在下腹部，前正中线上，脐中下 3 寸）

配方一：五灵脂、白芷、青盐各 6 克，麝香 0.3 克。

［用法］先将前 3 味药研细末，然后加入麝香调匀，备用。使用时将面粉和成面圈置于脐上，再将药末填实于脐中，最后用艾条于脐上灸至温暖而止。隔日治疗 1 次，10次为 1 个疗程，可连续治疗 4 个疗程。

［适应证］早泄。

配方二：蜈蚣 5 条（不去头足），僵蚕、制附子、山茱萸（去净核仁）、蛇床子、白芍、甘草各 20 克，白酒适量。

［用法］上药前 7 味共研细末，以白酒蒸热调药末成厚

约 0.3 厘米、直径 2.5 厘米的药饼，外敷神阙穴、关元穴，以纱布覆盖，胶布固定，每天 1 次，1 周为 1 个疗程。

［适应证］早泄。

中医小课堂

◎正确认识性生活，了解性交的方法及性反应的过程，不要过度节制性生活，也不要过于频繁地进行性生活。

◎放松心情，不要太紧张或焦虑，避免心理因素导致早泄的发生。

◎多与性伴侣沟通，消除过于紧张、焦虑的情绪，避免早泄的发生。

◎在生活中多注意饮食，尽量避免辛辣刺激性食物，多吃新鲜的蔬菜、水果。

肾虚遗精的穴位贴敷治疗

遗精是指无性交而精液自行外泄的一种男性疾病。有梦而精液外泄者为梦遗，清醒时精液外泄者为滑精。无论是梦遗还是滑精，都统称为遗精。

体质辨证

肾虚不固：遗精频作，甚则滑精，面色少华，头晕目眩，耳鸣，腰膝酸软，畏寒肢冷，舌淡、苔薄白，脉沉细而弱。

心脾两虚：遗精常因思虑过多或劳倦而作，心悸怔忡，失眠健忘，面色萎黄，四肢倦怠，食少便溏，舌淡、苔薄，脉细弱。

阴虚火旺：梦中遗精，夜寐不宁，头晕，耳鸣目眩，心悸易惊，神疲乏力，尿少色黄，舌尖红、苔少，脉细数。

湿热下注：梦中遗精频作，尿后有精液外流，小便短黄、混浊且热涩不爽，口苦烦渴，舌红、苔黄腻，脉滑数。

● 贴敷穴位——神阙穴（在腹部，脐中央）

配方一：菟丝子、茯苓、韭菜子、龙骨各 30 克。

[用法] 将以上诸药混合，共研成细末，敷于患者肚脐上，盖以纱布，胶布固定。每日换药 1 次，10 次为 1 个疗程。

[适应证] 肾虚不固型遗精。

配方二：五倍子、海螵蛸、煅龙骨各 6 克。

[用法] 将上药混合共碾成细末，水泛为丸如枣核大。用时将药丸塞脐内，敷料包扎固定。每夜 1 次。

[适应证] 遗精、腰膝酸软、头晕、耳鸣。

● 中医小课堂

◎养成良好的生活起居习惯，保持心情舒畅。

◎积极参加健康的体育活动以排除杂念，节制性欲，戒除手淫，还要避免接触色情书刊及影片，防止过度疲劳及精神紧张。

◎睡前可用温热水洗脚，并搓揉脚底。

◎睡眠时，养成侧卧习惯，被子不要盖得太厚太暖，内裤不宜过紧。

肾虚引起月经不调的穴位贴敷治疗

月经不调，又名月经失调，表现为月经周期或出血量异常，如月经提前、延后7天以上，或者忽前忽后，行无定期。

体质辨证

气虚： 经期多提前，经色淡而质稀，神疲肢倦，小腹空坠，纳少便溏。

血虚： 经期多错后，月经量少、色淡、质稀，小腹隐痛，头晕眼花，心悸少寐，面色苍白或萎黄。

肾虚： 经期或前或后，月经量少、色淡、质稀，头晕耳鸣，腰骶酸痛。

气滞血瘀： 经行不畅，经期或前或后，经量或多或少，色紫红、有血块，胸胁、乳房胀痛，喜叹息。

血热： 经期提前，月经量多，色深红或紫红，经质黏稠，心胸烦热，面赤口干，大便秘结。

血寒： 经期错后，月经量少，色黯红，有血块，小腹冷痛，得热痛减，畏寒肢冷。

贴敷穴位——神阙穴（在腹部，脐中央）

配方一： 炮姜10克，山楂20克，延胡索6克，黄酒适量。

［用法］上药共研细粉，每次取 6 克，黄酒调糊敷脐，外裹纱布，胶布固定，每日换 1 次。

［适应证］血寒型月经过少、月经后期、痛经等。

配方二： 鹿茸 3 克，肉桂（桂心）、白芍、红花、川芎、干姜各 6 克，当归 9 克。

［用法］将上述药物共研细粉，每次取 3~5 克，填入脐孔内，外以镇江膏药贴在脐孔上，再以胶布固定，7 天换药 1 次，3 次为 1 个疗程。

［适应证］肾阳虚月经不调，月经提前、推后或先后不定期，月经量少、色淡，头晕耳鸣，腰膝酸软等。

配方三： 党参、黄芪、白术各 12 克，干姜、甘草各 6 克。

［用法］将上述药物共研细粉敷脐中，外用纱布覆盖，胶布固定。3 天换药 1 次，敷至月经正常为止。

［适应证］气虚型月经先期，症见月经量多、色淡红、质稀薄，肢体倦怠，舌质淡，脉弱无力。

● 中医小课堂

◎如果月经过多，持续出血 24 小时没有减少，而且出血量变大，应马上去医院。

◎一定要注意经期勿冒雨涉水，无论何时都要避免小腹受寒。这是月经不调的基本预防措施之一。

🔘 肾虚引起痛经的贴敷治疗

痛经是指妇女在经期及其前后，出现下腹部痉挛性疼痛，并有全身不适，严重者可伴恶心呕吐、冷汗淋漓、手足厥冷，甚至昏厥。中医认为，痛经主要是气血运行不畅所致，也就是经血无法顺畅排出，不通则痛，于是就发生了痛经。内因是因肝郁气滞而致血瘀，外因是女性在经期受寒，以致寒邪侵入胞宫，寒凝则痛，治疗当以行气化瘀、祛寒利湿为主。

▪ 体质辨证

肾气亏损：先天肾气不足，或房劳多产，或久病虚损，伤及肾气，肾虚则精亏血少，冲任不足，经行血泄，胞脉愈虚，失于濡养，"不荣则痛"，故使痛经。

气血虚弱：素体虚弱，气血不足，或大病久病，耗伤气血，或脾胃虚弱，化源不足，气虚血少，经行血泄，冲任气血更虚，胞脉失于濡养，"不荣则痛"，故使痛经。

气滞血瘀：素性抑郁，或忿怒伤肝，肝郁气滞，气滞血瘀，或经期产后，余血内留，蓄而成瘀，瘀滞冲任，血行不畅，经前、经时气血下注冲任，胞脉气血更加壅滞，"不通则痛"，故使痛经。

寒凝血瘀：经期产后，感受寒邪，或过食寒凉生冷，寒客冲任，与血搏结，以致气血凝滞不畅，经前、经时气血下注冲任，胞脉气血更加壅滞，"不通则痛"，故使痛经。

湿热蕴结：素有湿热内蕴，或经期产后，感受湿热之邪，与血搏结，稽留于冲任、胞宫，以致气血凝滞不畅，经行之际，气血下注冲任，胞脉气血更加壅滞，"不通则痛"，故使痛经。

☙ 贴敷穴位及部位——神阙穴（在腹部，脐中央）、小腹部（肚脐以下、耻骨以上部位）

配方一： 当归、川芎、木香、香附、小茴香、蒲公英各60克，益母草、丹参、桃仁、红花、牡丹皮、木通各40克，米醋适量。

［用法］将上述药物共研为粉，分为3份，使用时用1份加入米醋拌匀，以润而不渗为宜，装入布袋内（布袋大小以合体为好，上至脐，下至耻骨，左右达子宫附件），然后放入锅内蒸至热透，熨敷在肚脐、少腹，药袋上加盖热水袋，以助保温，温度以热而不烫为佳。每袋药用2天，每日早、晚各1小时。3份共用6天为1个疗程。用药从行经前1天开始，经期不停药。

［适应证］气滞血瘀型痛经。

配方二： 食盐、葱白各250克，生姜125克。

［用法］上药共捣烂炒热，装布袋熨下腹部，药凉后可再炒热再熨，每日数次，每次30分钟。

［适应证］适用于虚寒型痛经。

配方三： 乳香、没药各等份，黄酒适量。

［用法］将上药混合碾为细末，备用。于月经前取药5克，调黄酒制成药饼如5角硬币大，贴在脐孔上，外用胶布

固定。每日换药 1 次。

［适应证］本方适用于瘀血型痛经。经期前后或来潮时疼痛，均可使用。

配方四：云南白药、白酒各适量。

［用法］云南白药加白酒调为稀糊状，贴敷在肚脐处，再用纱布包扎，胶布固定，上置热水袋，每日 2 次或 3 次，每次 10 ~ 15 分钟，连续 3 ~ 5 天。

［适应证］气滞血瘀型痛经。

中医小课堂

◎剧痛时应卧床休息，如出现面色苍白、肢冷出汗等虚脱症状，应立即平卧，保暖，必要时就诊。

◎保持室内空气清新流通、安静、舒适、温度及湿度适宜。

◎经期及余血未净时禁止性交、游泳及坐盆洗浴，勤换卫生巾。

◎正值经期，注意腹部保暖，两足勿入冷水，防止寒邪侵入。同时注意生活起居，避风寒，防感冒。

◎平时注意营养，适当锻炼，增强体质，避免剧烈运动及过度劳累。

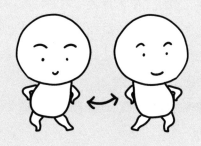

第五章

生活养护篇

我们之前讲过了，肾虚最常见的症状有腰痛、耳鸣耳聋、白发脱发、多尿夜尿、性功能障碍 5 个方面，这一章节主要来给大家介绍一下日常生活中哪些运动可以缓解肾虚带来的以上症状，以及日常生活中的一些注意事项。

我们知道，虚证之中，肾虚是常客，古人云：肾实则神凝，神凝则气充。肾虚的人锻炼身体是有讲究的，一是避免剧烈运动；二是环境适宜，尤其避免寒冷潮湿；三是情志舒畅，勿大喜大悲、惊恐忧伤。

目前的锻炼方式按照运动锻炼的负荷强度，分为无氧运动和有氧运动。

无氧运动是指负荷强度高、瞬间性强的运动，高强度、高频率，很难按照一定的节奏完成正常呼吸的运动项目，难以持续较长时间，疲劳消除慢，比如专业健身房中的力量训练、举重、百米冲刺等。

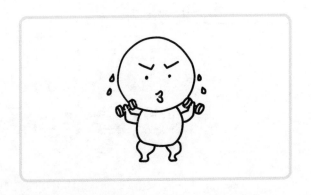

有氧运动就是相对无氧运动而言，运动负荷小一些，强度低、频率慢，整个运动过程中能够顺利地完成呼吸过程，

只是呼吸有缓慢与急促之分，可以持续较长时间，疲劳消除快，比如长跑、游泳、划船、跳绳、健身操等。

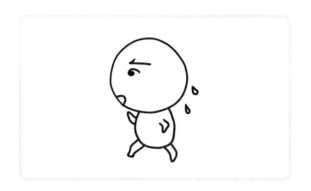

对肾虚人群来讲，有氧运动会更加适合一些。

常见的有氧运动方式如下。

体能类：慢走、慢跑（包括室外和室内跑步机上）、跳绳、踢毽、登山、自行车、游泳、划船等。

表演类：舞蹈（包括交谊舞、国标舞、迪斯科等）、舍宾、瑜伽、健美操、秧歌等。

武术类：太极拳、八段锦、五禽戏、形意拳、太极剑、八卦拳、易筋经等。

力量耐力类：俯卧撑、平板支撑、仰卧起坐、山羊挺身（背屈伸）、俯卧后仰，轻器械（如哑铃）练习，健身房里联合器械各种重量轻、重复次数多的力量练习（屈腿硬拉）等。

运动是一个循序渐进的过程，三天打鱼两天晒网的运动方式，是没有效果的。不同人群根据年龄、体力以及自身情况的不同，选择适合自己的运动方式。

对于年轻人来说，无氧运动＋有氧运动，对于控制体重，增强肌肉群，效果更佳；对于老年人来说，无氧运动会增加心肺负担，因此，更适合有氧运动。

肾虚的患者会有不同的临床表现，适宜的运动方式亦有所不同，下面给大家介绍一下不同肾虚表现的人群适宜的运动方式与生活注意事项。

第一节

腰痛

《黄帝内经素问·脉要精微论》中说："腰者，肾之府，转摇不能，肾将惫矣。"

腰痛与肾虚有密切的联系，我们之前讲过了腰痛的人不一定就有肾虚，不过肾虚的人确实会有一部分表现为腰痛，这种腰痛主要是一种"酸软无力"、力不从心的感觉。另外，肾虚腰痛往往是左、右两侧腰部对称性的疼痛，不是单侧的。肾虚腰痛喜按喜揉，腰部被按摩会感觉很舒服，往往在坐立劳累后加重，平躺休息可减轻。

如果肾虚腰痛日久，没有得到控制，可能会发展为肾阳虚腰痛或肾阴虚腰痛。相对来讲，肾阳虚腰痛比肾阴虚腰痛更常见一些。

1. 偏阳虚者，除腰痛外，可见患者面色㿠白或黧黑，畏寒肢冷，血压下降，心跳减慢，少气乏力，头晕目眩，精神萎靡，眼睑、脚踝水肿，心慌，咳嗽气喘，女子白带多，尿频、夜尿多，或大便久泄不止，完谷不化，五更泄泻，舌淡胖苔白，脉沉细。

2. 偏阴虚者，除腰痛外，可见患者口干舌燥、五心烦热、身体羸瘦、便秘尿赤、两颊颧红、急躁易怒、骨蒸劳热、盗汗等症状，舌红无苔或少苔，脉多细数或细弱。

哪些日常运动会对肾虚腰痛有帮助？平时需要注意哪些生活事项？下面介绍一些日常的锻炼方法以及生活注意事项，希望能帮到您。

1. 转腰仰腰与侧身扭腰　具体操作：将双脚分开与肩同宽站立，双手叉腰，缓慢左右回旋转腰，幅度由小到大，左右回旋交替数次，然后双手向上抬举过头（双手叉腰也可以）并向后仰腰，以缓解腰部僵硬与疼痛，保护腰肾，当然同时也可以做些扩胸运动、缓慢的颈部运动等动作来缓解肩颈的劳累疲乏。也可以变通为侧身扭腰：两脚分开与肩同宽，脚尖向内，一手单手叉腰或放在体侧紧贴大腿，另一手举过头，如果左手在上，先向右侧后方摆，然后右手在上，向左侧后方摆。腰部也随之扭动，左、右各做数十次。无论哪种转腰动作，需要注意的是，如果过长时间久坐，腰部酸麻胀痛、僵硬明显，这时候做腰部运动一定要缓慢，避免突然过快的转腰动作损伤腰部，同时应当避免弯腰动作，有可能会使腰部肌肉的负担加重，使腰痛加重！

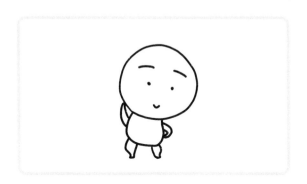

2. 扭跨运动　站立位，两脚分开与肩同宽，双手叉腰，双侧髋关节向左、右两侧扭动，同时肩部也随着向后微微倾斜，左、右共做数十次。

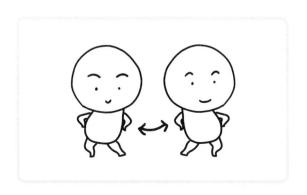

3. 抬脚跟　当我们抬脚跟时可以按摩到涌泉穴——足少阴肾经的首穴，同时还能拉伸脚底的足少阴肾经，起到刺激肾经、激发肾气的效果。

涌泉穴：位于足底部，蜷足时足前部凹陷处，约足底第2、3趾趾缝纹头端与足跟连线的前 1/3 处。

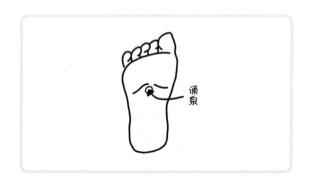

《黄帝内经》中说："肾出于涌泉，涌泉者足心也。"因此，涌泉穴在养生保健、防病治病等各个方面都可以起到重要作用。抬脚跟的动作，可以按摩涌泉穴，激发肾气。同时腿部肌肉一松一紧，还可以促进血液循环，减轻心脏负担。注意脚跟抬起时需要刻意以涌泉穴作为身体的主要承重点。

介绍完上面几种简便易行的方法后，我们来为大家介绍几种适宜有一定时间和适合地点的锻炼方法。

1. 逆行 很多腰酸腰痛的患者源于站立或坐姿的不正确，往往重心前倾，而倒走可以强制使人体重心后移，矫正脊柱过度弯曲，长期坚持可以显著缓解腰痛，特别适合有时

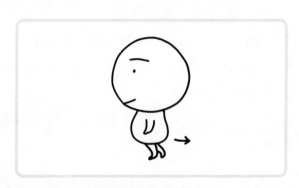

间又不宜进行较强运动强度锻炼的老年人。

2. 抖腿　体位可坐、可站，亦可卧，坐位时，腰部放松，双手可按于腰后肾俞穴上，也可放松放置于大腿上，左、右抖动大腿，每次数分钟即可。

如取站立位，可先用左侧腿承重，右侧腿放松，左手掌贴于左侧肾俞穴，右手掌按在右侧大腿后方，右侧大腿左、右抖动肌肉数分钟后，换左侧大腿抖动，每日数次。躺在床上也可进行抖腿锻炼，放松身体，姿势与手势大致同站立位，抖动右侧大腿时，左侧下肢取屈曲位或放松即可，反之亦然，左、右侧大腿顺序进行抖动。注意抖动的频率要适中，初学锻炼者无需抖动过快，注意感受抖动带动腰部的感觉，等动作熟练后可适当加快频率。

3. 屈腿撑膝

单跪屈腿：一条腿跪在地上，另一条腿的小腿垂直而立，以小腿和膝盖为支点，大腿和小腿基本呈 90°，上身中正，挺胸抬头，双肩微向后展，腰部放松稍向前顶，以便保持上身直立，身体与大腿呈垂直，脚背放松，双手自由摆放或按前面提到的自我按摩腰部动作摆放，维持 1 ~ 2 分钟换对侧腿锻炼。这个姿势强腰壮肾效果很好，不过，单跪不易封闭会阴，所以，女性一般不要过多锻炼单跪。

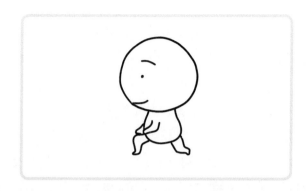

双跪撑膝：双腿跪地，小腿与足背平放在地上，大腿直立与地面呈 90°，身体与大腿成一直线，保持中正，同样要挺胸抬头，双肩后展，腰部放松稍向前顶，脚背放松，双手自由摆放或按自我按摩腰部动作摆放，维持 1～2 分钟休息。这个动作调动气血、充润两肾作用比较明显，练之日久，能有效强腰健肾。

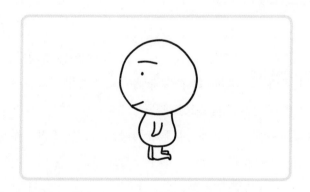

以上两种姿势对膝盖关节均有一定压迫，所以，膝关节有疾病或有伤的人群不适合锻炼。锻炼的时候，注意在膝盖下面放上瑜伽垫或地毯等，减轻地面对膝盖的挤压，保护好

膝关节。

4. 深膝蹲　两脚分开与肩同宽，下蹲的时候脚跟不要离地，臀部靠近小腿。同时双手握拳前伸，开始动作要慢，站起来时伸腰收回双拳，动作由慢到快，反复做数十次。

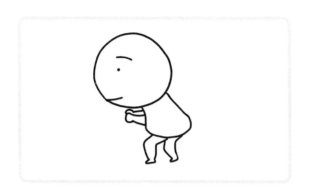

5. 坐位腰背伸展训练　患者坐位，挺腰，同时双臂于体侧屈肘 90°，握拳，双肩后展。非常简单，坐位就可锻炼，适合久坐不适合起身的人群，或年老体衰、体力不足者锻炼。

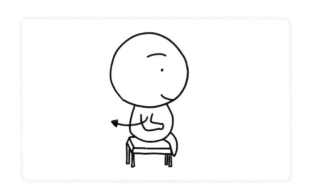

6. 结合胸肌牵伸和腰背伸展的深呼吸训练　患者坐位，挺腰，同时双手十指交叉于枕后部，双肩后展，深吸气，还原，深呼气。

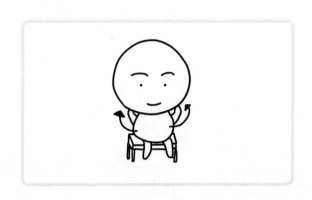

前面介绍了简便易行的腰痛补肾锻炼方法，下面介绍几种有一定难度的，适合有毅力、有兴趣的年轻人，且要有一定时间去锻炼的动作。有些动作可能需要适当的器械或场地才能更好地完成，如果能持之以恒坚持下去，不仅能起到补肾强腰的效果，还能起到强身健体、锻炼形体的作用。

1. 马步站桩　马步是站桩的一种，是大多数传统武术门派所采用的基本桩功训练方法，马步蹲得好，可壮腰健肾，强筋补气，调节精、气、神，下盘稳固。

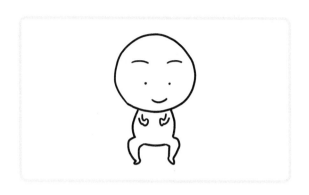

不同门派马步姿势略有不同，配合练气与意念练习亦有不同。练习马步，即保持一种"上虚下实"的姿势，一是通过不断增加练功时受力的强度，使腹部肌肉、腿部肌肉紧张，锻炼下肢力量；二是通过配合呼吸与意念锻炼，调节体内"精、气、神"，强化意念与意识的控制，增强内家功力。二者不可分开锻炼，但锻炼时可有侧重。

锻炼方法：预备姿势：放松直立，两脚分开，与肩同宽（不同门派要求不同，亦有要求两脚间距三个脚掌至四个脚掌距离），双脚平行或脚尖内扣5°～10°；双臂自然下垂，掌心向内；身体中正，目视前方。起势：掌心相对，两臂向前缓缓抬至与肩平；翻掌向上，屈肘收手，经腰间带脉处向后、向外、再向前划弧；翻掌向下，两臂略收回，置于体前，同时屈膝下蹲成马步站桩式。

站桩要领：①两脚与肩同宽（不同门派要求不同，亦有要求两脚间距三个脚掌至四个脚掌距离）；②双脚平行或脚尖内扣5°～10°；③十趾抓地，但不要过分用力；④屈膝下蹲，但膝盖不能超过脚尖；⑤收腹、提肛；⑥胯向前内收，臀部勿突出，圆裆、松腰、松胯；⑦含胸拔背，勿挺胸，胸要平，背要圆；⑧虚领顶劲，头向上顶，但颈部肌肉不能僵直，如被一根绳悬住；⑨舌舐上腭；⑩目视前方；⑪鼻尖与肚脐的连线垂直于地面；⑫百会与会阴的连线垂直于地面；⑬虚腋；⑭沉肩坠肘；⑮两臂前伸，与地面平行，掌心向下，两前臂互相平行（也可两手环抱胸前，如抱球状）；⑯中指根部与前臂成一直线；⑰手掌呈瓦状；⑱手指呈阶梯形，拇指与示指呈鸭嘴形；⑲体会上虚下实之感。

呼吸锻炼：初学者可不做过多要求，自然呼吸即可，不同门派对呼吸要求亦不同。经过一段时间锻炼，已可保持正确姿势一定时间后，可尝试锻炼呼吸，常见呼吸锻炼方式为腹式呼吸，要求：呼吸顺其自然，柔和轻缓，不能用力。吸气时，用意念"引气"，由鼻慢慢下沉到丹田，此时腹部自然凸起；呼气时，要细慢深长、缓和均匀，尽量呼净。待气呼净、略做停顿，再行吸气。关于意念锻炼：同呼吸锻炼一样，初学者不做要求，当马步有一定基础后，可以尝试意念锻炼。不同的门派意念锻炼也不一样，简单者，意守丹田，将思想意识集中在下丹田即可；亦有稍复杂者，吸气时意想春雨淋身，由头顶百会慢慢渗透全身至脚底涌泉入地，身体充实饱满。呼气时意想大气升腾，由脚底涌泉慢慢穿过全身至头顶百会升空，身体虚空轻灵。关于锻炼的注意事项：初练时用高桩，膝盖稍稍弯曲，时间不求长，身热汗欲出即可休息。随着马步功力增加，逐步延长练功时间，并向中桩、低桩过渡（即增大膝盖弯曲程度，最后可至大腿与地面平行），争取每天有所进步，但需切忌急于求成，不要一味求低，致姿势不正确，练功无用甚至有害。

2. 铁板桥 中国传统武术的一种功法，长期坚持可以提升肾气，强化腰背的力量，使腰背强如铁板。在古代搏击中可以起到闪避敌人突然袭击的作用，当敌人突然攻击来不及跃起或避让时，可以让双脚牢牢钉在地上，身体突然后仰，躲过攻击，是一种救命绝技。

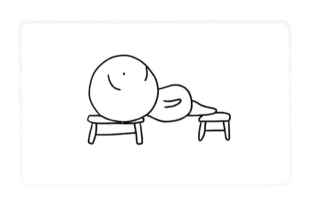

锻炼方法： 锻炼者仰躺在两条等高的凳子上，脚踝以下部位放置在一凳上，肩部以上放置在另一凳上（如用头枕部作为支点用力，可以同时锻炼颈部力量，但必须要特别小心，不要拼命坚持过长时间，否则容易受伤），身体中段悬空，保持身体挺直，屁股不可下垂，如一座横架在两个桥墩上的铁桥一样。双手可随意摆放于腹部上，自然呼吸或腹式呼吸，可不用意念，注意调整保持身体正确姿势。初学者坚持 1～2 分钟即可，随着腰背力量的增强，逐渐增加时间，若能做到 30 分钟不觉腰痛劳累可算及格，至此强身健体的功效已可达到。如欲练成搏击救命之术，则需在之后的锻炼中，在腹部放置重物并坚持正确姿势锻炼，逐渐延长锻炼时间和负重的重量，日久才能功成。

注意事项：①保持姿势的正确性，腰背一定要挺直，不能屁股下垂，否则起不到锻炼的作用；②每日坚持，持之以恒；③锻炼的时间要循序渐进，逐渐增加，且不可为了延长锻炼时间拼命坚持，否则容易损伤腰背肌肉；④注意安全，感觉腰部疲倦不能坚持就可以休息了，避免腰部过度疲劳脱力而从凳上跌下摔伤，可以在身体下方铺软垫，或变通为在床上摆两个小凳（或小柜之类）锻炼，防止跌落摔伤。

第二节

耳鸣

《黄帝内经灵枢·脉度》曰："肾气通于耳，肾和则耳能闻五音矣。"

肾主精生髓，精髓充盛，则听觉灵敏。长期耳鸣不仅影响听力，而且影响睡眠，难以入睡，精力不足，影响情绪，经常抑郁烦躁，工作、学习效率都会下降。

耳鸣的治疗方法有很多，除了药物治疗外，日常生活中的一些运动锻炼也对缓解耳鸣有好处，结合一些日常生活注意事项，可以有效缓解耳鸣。

一、耳部按摩

经常对双耳进行提拉按揉，就可起到强肾壮腰、养身延年的作用。下面来介绍几种动耳补肾法。

1. 鸣天鼓　为中国传统道家养生方法。

操作方法：将两手掌心紧贴两耳，两手示指、中指、环指、小指对称横按在枕部，两中指相接触到，再将两示指翘起叠在中指上面，然后把示指从中指上用力滑下，重重地叩击后枕部脑户、风池、玉枕穴，耳中"咚咚"鸣响如击鼓。先左手 24 次，再右手 24 次，最后两手同时叩击 48 次。每天可以多次施行。该方法有提神醒脑、宁眩聪耳之功效，不仅可养生保健，而且对耳鸣、眩晕、失眠、头痛、神经衰弱等有良好的疗效。

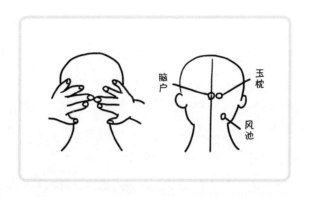

2. 捏拎耳屏 耳屏亦称小耳朵。

操作方法：以拇指、示指不断挤压耳屏，左右耳屏同时进行，每次捏 20 ~ 30 下，以双耳屏发热为宜；也可进行提拉，双手拇指放在耳屏内侧后，用示指、拇指提拉耳屏，自内向外提拉。手法由轻到重，牵拉的力量以不痛为限。每次 3 ~ 5 分钟。此按摩耳朵养生的方法可有效治疗耳鸣、神经衰弱、头痛、头昏等疾病。

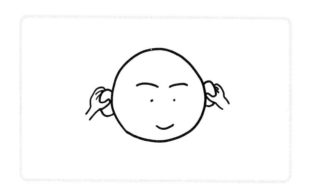

3. 拉耳垂　用左、右手的拇指、示指同时按摩耳垂，先将耳垂揉捏、搓热，然后再向下拉耳垂 15～20 次，使之发热发烫。

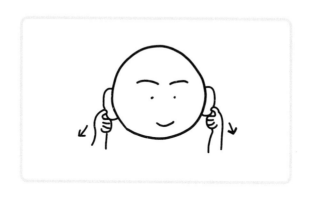

4. 按摩全耳　双手掌心摩擦发热后，向后按摩耳正面，再向前反折按摩背面，反复按摩 5 次或 6 次。此法可疏通经络，对肾及全身脏器均有保健作用。

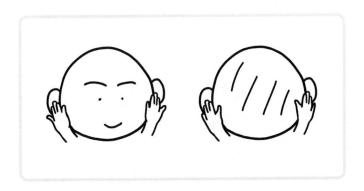

5. 叩齿 早晨起床后、午饭后、睡觉前各做一次，每次做 3 分钟左右，站立、坐位均可。

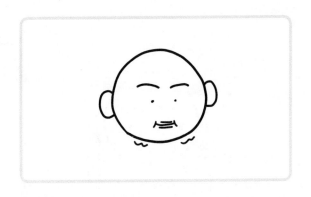

操作方法：眼平视前方或微闭，舌尖轻顶上腭部，上、下牙齿互相叩击 100 次。叩齿时思想集中，嘴唇轻闭，头脑中想自己的牙齿越叩越牢固。叩齿完成后，用舌沿上、下牙齿内、外侧转搅一圈，将口水慢慢咽下。如有时间与恒心，也可按传统内家功法锻炼叩齿功，主要是加强了意念锻炼，结合意守丹田进行练习，这样练功时间也会更长一些，练功的细节要求更细致些。长期坚持可以起到固肾填精的作用。

第三节

多尿

《黄帝内经素问·金匮真言论》曰："北方黑色，入通于肾，开窍于二阴"。

多尿、夜尿多极易影响工作、睡眠，导致精力不足，情绪低落，自信心不足。

下面给大家带来一些日常生活中的运动锻炼方法和日常生活需要注意的问题，可以改善肾虚多尿、夜尿多的情况。

1. 提肛运动（撮谷道） 指有规律地往上提收肛门，然后放松，像憋大便一样，一提一松，反复进行。时间、地点均不太限制，站、坐、卧、行均可进行，每次做提肛运动 30～50 次，持续数分钟即可。

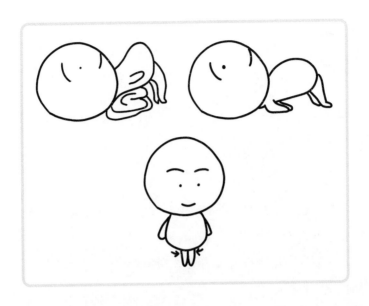

运动说明：收缩臀部的肌肉向上提肛，紧闭尿道、阴道及肛门，保持骨盆底肌肉收缩5秒，然后慢慢地放松，5～10秒后，重复再收缩。运动过程中照常呼吸，身体其他部位放松，不要收缩腹部、大腿、臀部的肌肉。以下时间坚持提肛，疗效会更佳，如晚上睡觉前或起床前，大、小便后，干重体力活时，性生活后。提肛运动除了可改善多尿、夜尿多的情况，还具有预防痔疮、改善肛门松弛、提高性能力、治疗前列腺疾病等功效。

2. 凯格尔运动（骨盆运动）　通过重复缩放部分骨盆底肌群（"凯格尔肌肉"或"PC肌"或"耻骨尾骨肌"）来增强肌肉力量，控制多尿、尿失禁。同提肛运动一样，简易的凯格尔运动不对时间、地点做过多要求，站、坐、卧、行均可进行，每次骨盆底肌肉收缩5～10秒，然后放松，重复进行 30 ~ 50 次，或数分钟即可。

操作方法： 首先，找到需要锻炼的目标肌肉——耻骨尾骨肌，位于两腿之间，当收缩直肠与阴道时就可以感受到这两块肌肉的存在。另外一种更方便找到该肌肉的方法是，当排尿时，故意用力中断尿流，感受盆底肌的收紧，确定那块收紧的肌肉就是耻骨尾骨肌。当你能够正确找到这两块肌肉之后，就可以进行凯格尔运动练习了。①收缩骨盆底肌肉 5秒，如果做不到，可以只收缩 2 ~ 3 秒；②放松骨盆底肌肉10 秒；③重复收缩-放松肌肉练习，10 次为一组，每天 3 ~ 4组；④随着锻炼的深入，一段时间后逐渐增加肌肉收缩时间至 10 秒，10 次为一组，每天 3 ~ 4 组；⑤做凯格尔肌肉牵拉运动，想象盆底肌是一个真空，收缩你的臀部，并且（平卧屈双膝）双腿向上抬升、向内牵拉，保持这个姿势 5 秒，

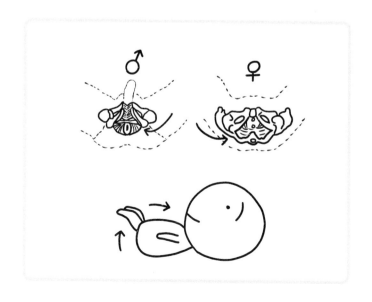

然后放松。这样做 10 次。

● 注意事项

a. 不要将中断小便的动作（憋住小便）作为日常生活中常规的凯格尔运动，事实上，在小便过程中进行凯格尔运动会有相反的效果，使肌肉变弱。

b. 开始凯格尔运动之前，排空膀胱。

c. 集中精神于收紧骨盆底肌肉，放松其他肌肉，比如臀、大腿或腹部的肌肉。让肌肉放松的一种方式是将一只手放在腹部，确保腹部放松。如果在完成一组凯格尔练习后，发现背部或者腹部有疼痛感，那么说明你的练习可能是错的。

d. 在进行凯格尔运动时，确保呼吸顺畅，不能屏气，顺畅的呼吸会帮助放松，并使骨盆底肌肉得到充分锻炼。

e. 选择一个舒适的位置。

f. 每天坚持 3 次或 4 次凯格尔运动练习才会有效果，但也不要做得太多。

g. 可以随时随地做练习。

第四节

脱发与白发

《黄帝内经素问·六节藏象论》中记载："肾者，主蛰，封藏之本，精之处也；其华在发……"

下面来介绍肾虚脱发、白发需注意的生活细节。

1. 多梳头　《修龄要旨》提出了"十六宜"，其中第一宜就是"发宜常梳"。坚持每天早、晚梳头，日间得闲也可以梳两下。多梳头可以刺激头皮，改善头皮血液循环，疏通头皮脉络。此外，头皮很容易出汗，勤梳头可以梳掉附着在头发上的头皮屑和污垢，使头发保持光润的状态，从而起到防止脱发的效果。

2. 更换梳发的方向　梳发的方向如果一直不变，头发缝儿分开的地方就容易被阳光照射，而紫外线对头皮有损害作用，会使头皮干燥、变薄。如果分开的地方已经开始变薄，就需要搽发乳或头油，并加以按摩，使干燥的头皮得到滋润。所以，不妨时不时将头发缝分开的方向改变，既能享受发型变化的乐趣，又能避免阳光直射，防止脱发。

3. 头皮按摩　适当多做头部按摩，促进血液循环，能使头发柔软，提高新陈代谢，促进头发生长。按摩前在头皮上搽发油，能增强效果。使用毛刷制成的刷子，每天以直角轻拍头皮，也可以起到同样效果。按摩方法：两手手指均匀分开放在前额发际头发中，手呈弓形，自前额开始，向后部发际轻轻均匀地反复按摩，每次按摩 10 ~ 15 分钟。按摩时，不要用力过大或用指甲抓头发。

第五节

性功能障碍

如果确实因为肾虚导致性功能障碍，除了药物治疗外，平时生活中有哪些锻炼方法可以改善性功能呢？下面来给大家介绍几种日常锻炼方法及注意事项。

首先要介绍的是全身肌肉锻炼的方法。

1. 全身有氧运动　游泳、跑步、打球、爬山、爬楼梯、快走、体操以及中国传统的体育项目，如太极拳、八段锦、五禽戏、易筋经等。其中，更推荐游泳。

有研究证明，经常游泳可以延长性爱时间，并让人更容易达到性高潮；国外曾有调查显示，一些游泳好手即使到了60岁以上，性生活仍然像年轻男性一样，每周性生活次数超过1次。游泳时除了可以锻炼腰背、四肢肌肉，提高心肺功能，水的冲击也可以不断刺激人的性器官，相当于在给你的性器官做按摩。

2. 局部肌肉加强锻炼　相对上面提到的全身有氧运动，下面的运动主要针对性交时需要的肌肉群，能让你在性爱时充满力量。

俯卧撑：可以锻炼臂、胸、腹、臀、腿等多个部位的肌肉群，而男性在性爱时，也需要调动这些肌肉。

平板支撑：平板支撑同样可以锻炼多处肌肉群，包括颈、臂、胸、背、腰、腹、臀、腿等多个部位。锻炼效果与俯卧撑类似，但强度要求更高，效果也更明显，更加适合年轻体健的人做，体弱的人可以先练习俯卧撑，待身体较强健时，再做平板支撑。

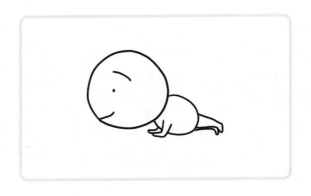

猫伸展式（腰臂锻炼）：是瑜伽练习的一个体式，结合了呼吸与腰背的运动。猫伸展式主要练习脊椎与肩背，增加脊椎灵活性，同时使肩、颈、背部得到较好的伸展。该体式非常温和、安全，常加练习，还可以调养女性生殖器官，缓解痛经，改善性功能，尤其适合女性练习。

具体方法：四肢撑地跪立，两脚分开与肩同宽，大腿垂直于地面，两臂与肩同宽，垂直于地面，脚背绷直放于地面，手指张开撑在地面上，中指向前，背部保持与地面平直，大臂外旋使肩部打开，手肘处要有适当弹性。吸气，下沉背部，臀部自然上翘，胸部上提，头部随着脊柱的弯曲慢慢抬起，脖子拉长，不要耸肩，眼睛看向斜上方，身体随着吸气向下弯成弧形，手臂与大腿仍垂直于地面，随着吸气动作做到最大，尽可能伸展身体。呼气，慢慢将背部收回，再继续向上拱起，腹部慢慢收紧，脊柱形成一个拱形，头部随着呼气和背部的拱起慢慢向下，眼睛看向大腿处，大腿和手臂仍然垂直于地面，随着呼气，背部拱到最高处。吸气，尽量下沉身体，胸部贴地，双臂向前伸展，手掌触地，臀部上翘，大腿与地面垂直。然后呼气，将膝盖以上身体向后拉至臀部，接触脚，双脚作跪状，双膝贴地，臀部贴脚跟。重复最开始动作。注意要让呼吸引领动作，流畅自然，不要屏气。

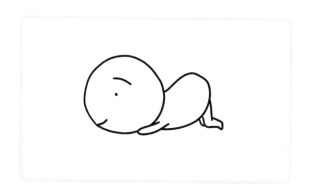

3. 仰卧挺髋（臀桥，臀冲）　主要锻炼下背部肌群，锻炼核心力量及臀部爆发力。

具体方法： 练习者仰卧，双肩落于练习凳上，双脚开立与肩同宽，如负重，则将杠铃放置在髋关节以上，并用双手固定住。集中腰部的力量，挺髋上举，如负重，则将重物举起至髋关节保持水平，稍停，然后再慢慢还原到起始位置，照此循环练习。锻炼这个动作，负重的重量要根据自己的能力来定，逐渐加大负重量，一般控制在 4～8 千克，以便更好地增强爆发力。徒手仰卧挺髋可做较多次；负重则每周锻炼 1 次或 2 次，每次 3～6 组，每组做 10～15 个，感到疲倦时即休息，注意安全。

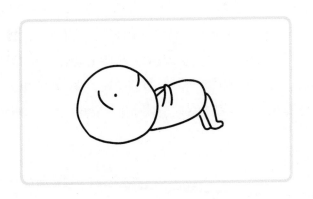

接着来给大家介绍的是专门锻炼性器官及其附属肌群的方法。

提肛运动与凯格尔运动的锻炼方法之前已经讲过，就不再详细讲解了，下面我们再讲解几种新的方法。

1. 下腹部按摩　临睡前，将一只手放在脐下与耻骨之间的小腹部位，由右向左慢慢摩擦，另一只手按住腰；也可以双手同时按摩下腹部，以自觉腹部温热感为宜。这个动作可以改善前列腺功能，精液的生成离不开前列腺的作用，所以，这个动作对精液的生成、性欲的产生有好处。

2. 腹股沟按摩　腹股沟管是身体向睾丸输送血液和连接神经的通路，因此，按摩腹股沟可以促进睾丸的血液循环，对增加性欲、改善性能力是有益处的。

具体方法： 临睡之前，将两手放于两侧腹股沟处（大腿根部），用两个手指或手掌按压生殖器根部两侧，从上向下抚摩数十次，刺激血液流向睾丸的通路。

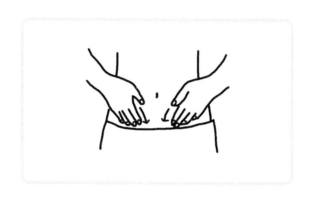

3. 睾丸按摩　可选做下面一至两种，进行锻炼。

（1）将双手搓热，先用右手握住两睾丸，使右侧睾丸位于手掌心，左侧睾丸位于拇指、示指及中指螺纹面，然后轻轻揉动，向右转 30～50 次，再向左转 30～50 次，以略有酸胀感而无痛为度。然后再换左手如上法轻轻揉按。

（2）摩法操作，即先用一手拉紧阴囊，固定睾丸（外肾），将另一手掌心放置于睾丸上，然后轻轻摩擦，以睾丸微热为度。此法又名"兜囊外肾"法，是历代中医养生家所推崇的养生补肾方法。

（3）兜阴囊：取半仰卧位。将双手搓热后，以一手扶小腹，另一手将阴囊上、下兜动，连续做 60～100 次，然后换手再做 60～100 次。

（4）拿睾丸：一手扶小腹，另一手抓拿睾丸，一抓一放为一次，连续做60~100次，然后换手，以同样方法再做一次。

4. 阴茎按摩　极易引起阴茎勃起，勃起后不必介意，可继续进行按摩，但要避免手淫。

（1）阴茎指压法：可有效提高性能力。具体方法：无论是在疲软状态，还是在半起或直起状态，反复用手抓捏握住阴茎，交替握紧与放松。这样可增强性器官神经和血管的活力，促使海绵体血液充盈，硬度增加。每天早、晚各一次，可在床上进行按摩。

（2）御龙摆首：赤身时用手拨弄阴茎，击打大腿内侧100下，如果阴茎勃起，可改变方向击打小腹。此运动可以增加勃起力度，延长性交时间。

（3）强化阴茎反应：早上勃起时，到厕所小便前，用手指轻压阴茎上部距离前端1/3处，把阴茎往下按，如此阴茎会接近挺立状态，然后用指尖贴在阴茎上，感觉它的反应，一面紧闭肛门，一面把阴茎往上推定。重复此动作，大概做1分钟。可以增加勃起力度，延长性爱时间。

（4）提阳根：一手掌面紧贴丹田，另一手握阴茎和睾丸向上、下、左、右各提拉30次，然后换手再做一次。

（5）壮神鞭：两手掌夹持阴茎，逐次加力，来回搓动100~200次。做功时不要憋气，要放松肌肉、意念部位，切忌胡思乱想。

5. 培元固本法（适用于女子）　取坐位或仰卧位。揉乳房：两手同时揉乳房，正、反方向各 30～50 圈，再左右与上下各揉 30～50 次。抓乳房：两手交叉，用手指抓拿乳房，一抓一放为一次，可做 30～50 次。捏乳头：两手手指同时捏住乳头，以不痛为度，一捏一放为一次，连续做 30～50 次。拉乳头：两手同时将乳头向前拉长，然后松回，一拉一松为一次，可连续做 30～50 次。此功法对女性有滋补肝肾、培补元气、调节功能、促进发育的功效。久练可调节内分泌，提高免疫功能和抗病能力，增强性功能，延缓衰老。

6. 还阳卧　是一种卧姿练习的方法，可以锻炼肝经与肾经。

具体方法：身体自然平躺，髋关节放松，两腿分开，劈叉似环状，让两脚心相对，脚后跟直对会阴，如能用脚后跟顶住会阴更好，两手心放于大腿根部附近，掌心向着腹部。这时，两条大腿内侧会感到酸胀紧绷，胯部酸痛，而紧绷酸痛的地方就是肝经、肾经的循行部位，也就是锻炼的部位。此时身体其他部位要尽量放松，如能配合意守丹田，腹式呼吸，深沉缓慢，吸清呼浊，那么补肾温阳的效果会更加明显。这个功法一定要有耐心与恒心，非数日可见效，要长期坚持，不要放弃。初始如感到不适，锻炼时间可稍短，逐渐延长锻炼时间。锻炼时下半身宜盖上被子防寒。此功法适合阳虚体质的人练习，如老年人阳虚腰寒者，宫寒痛经、不孕不育者等；如阴虚阳亢见遗精滑泻、腰膝酸软、眩晕耳鸣、潮热盗汗、五心烦热、咽干颧红者，不宜练习。

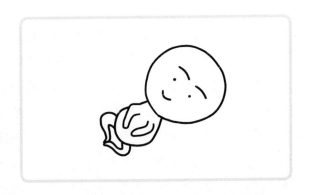

7. 混元卧　与还阳卧姿势类似，仍为平躺仰卧，两腿分开，叉开似环状，两脚心相对，脚后跟直对会阴或上顶会阴，不同之处在双手的摆位，需将两手重叠或交叉，轻轻地放在头上，手心对着头顶百会穴。放松身体，意守丹田，鼻吸清气宜深，口吐浊气宜缓。混元卧既能补肾气，又可放松头部，对失眠、神经衰弱也有一定的治疗效果。此功法相对而言更加适合青少年阴虚体质者练习，防止出现遗精滑泻、白带增多。

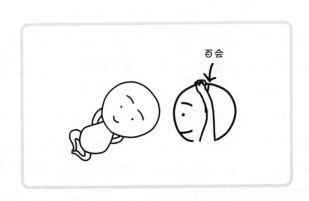

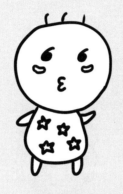

第六章

特殊人群补肾

第一节

产后补肾

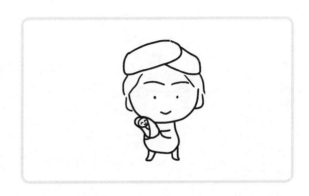

　　十月怀胎后，尚有诸多事宜需要注意，所以，中国有"坐月子"的习俗。

　　张景岳曰："凡产后气血俱去，诚多虚证，然有虚者，有不虚者，有全实者，凡此三者，但当随证随人，辨其虚实，以常法治疗，不得执有成心，概行大补，以致助邪。"

　　由于分娩过程中的能量消耗、创伤和出血，导致其元气耗损，气血不足，称为产后体虚。症见：怕冷、怕风、出虚汗、腰膝酸软、小腹冷痛、心悸气短、四肢乏力、月经量少、色黑、白带多、经期浮肿、面色晦暗、色斑、卵巢功能减退、产后性冷淡等症状。

产妇素体虚弱，失血过多，亡血伤津，虚阳浮散，冲任血虚，胞脉失养，产后脏腑伤动，百节空虚，腠理不实，卫表不固，摄生稍有不慎便可发生各种产后疾病。妊娠后期，孕妇体内雌激素、黄体酮、肾上腺皮质激素、甲状腺素都会不同程度增高，在妊娠分娩过程中，体内内分泌环境发生了急剧变化，尤其是产后 24 小时内，体内激素水平急速下降，造成机体内分泌不平衡，从而导致产后月子病和产后体虚。

产后脱肛、产后便秘、产后乳汁异常、产后腹痛、产后头痛、产后失眠、产后汗出异常、产后身痛、产后恶露不绝、产后出血、产后伤食、产后泄泻、产后发热、产后咳喘，都是临床产后体虚诸病范畴，有因于气血，有因于湿热，有因于肾虚，亦有因于外感，不能一概而论。

1. 产后脱肛有气虚、湿热、肠燥、肾虚诸证。

2. 产后便秘有血虚、气虚、伤食诸证。

3. 产后乳汁异常有气虚、血虚、肝郁气滞、肝郁化火诸证。

4. 产后咳喘有气虚、风寒犯肺、阴虚肺燥、瘀血犯肺诸证。

5. 产后头痛有血瘀、血虚、寒邪诸证。

6. 产后腹痛有血瘀、血虚诸证。

7. 产后失眠有血虚、肝郁诸证。

8. 产后汗出异常有气虚自汗、阴虚盗汗。

9. 产后恶露不绝有气虚、血瘀、血热诸证。

10. 产后出血有气虚、血瘀、外伤诸证。

11. 产后身痛有血虚、肾虚、血瘀、外感诸证。

12. 产后泄泻有伤食、寒湿、湿热、脾虚、肾虚诸证。

13. 产后发热有外感、血瘀、血虚、伤食、感染邪毒诸证。

14. 产后伤食有肝郁、脾虚、食积诸证。

其中与肾虚关联密切的，有产后脱肛、产后身痛、产后泄泻。

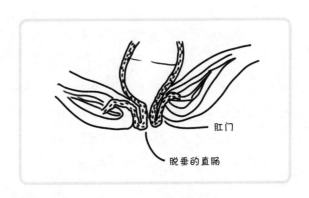

肾虚型产后脱肛是由于素体肾气不足，孕后或分娩后肾气尤虚，不能固摄肛门而致。主要表现：产后脱肛日久不收，腰腿酸软，头晕目眩，小便频数，夜尿尤甚。苔薄白，舌质淡，脉沉细。

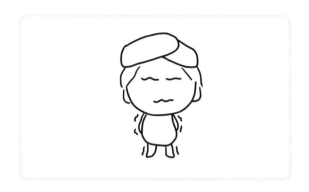

肾虚型产后身痛是由于素体肾虚，因产伤精血俱虚，胞脉失养，以致腰脊酸痛，腿膝乏力。主要表现：产后腰脊酸痛，腿膝乏力，或足跟疼痛，舌淡红苔薄，脉沉细。

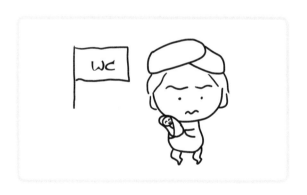

肾虚型产后泄泻是由于素体肾虚，产后肾阳更虚，或脾虚久泻伤肾，命门火衰不能暖土所致。主要表现：产后泄泻，脐下作痛，泻后痛减，完谷不化，腹部畏寒，肢冷。舌淡苔白，脉沉细。

▷▷▷ **追本溯源**

1. 《医述》记载："产后泄泻一证，有外因，食滞是也；有内因，脾肾虚是也。夫胎系于脾，脾中之气血，已为胎所耗，产后脾失健运之常，复又食物不慎，以致中焦不化，而噫气嗳腐，腹中肠鸣，大便下泄矣。体实者，用平胃散加减，服一、二剂，不可多进；体虚者，用长生活命汤，百试百效。此治外因者也。若内因伤在脾肾，最为恶证。盖脾司仓廪，为后天之根本。脾中血虚生火，则暴注下迫，疾走大肠；脾中气虚生寒，则运行失职，完谷不化。"

2. 《女科秘旨》记载："凡妇人肾位系胞，腰为肾府，至产劳伤肾气，损动胞络，或虚未平复，而风寒乘之，二者皆至腰痛也。产后感风寒，腰痛不可转侧。"

3. 《圣济总录》记载："论曰产后肾气不足，或恶露所出未尽，遇风寒客搏，皆令气脉凝滞，留注于腰，邪正相击，故令腰痛。"

4. 《医述》记载："脱肛一证，其因不一，有因久痢久泻，脾肾气陷而脱者；有因中气虚寒，不能收摄而脱者；有因酒湿伤脾，色欲伤肾而脱者；有因肾气本虚，关门不固而脱者；有因湿热下坠而脱者。又肛门为大肠之使，大肠受寒受热，皆能脱肛。老人气血已衰，小儿气血未旺，皆易脱肛。《经》曰：下者举之。徐之才曰：涩可去脱。"

分享一个产后腰痛的医案：安某，女，32岁，主诉产后月余，腰痛乏力。言其之前屋外如厕，正值气温下降，受寒邪侵袭，回家后腰痛加重，行走不便，下肢发沉。观其面色萎黄，痛苦貌，舌质暗红，有瘀点，苔白腻微黄，脉沉细弦。四诊合参，思腰为肾府，肾主藏精。妇人产后精血亏损，忽感寒邪，故腰痛肢沉。此案因产后气血不足，肾气也虚，寒邪易袭，阻滞脉络，故腰痛如折。舌有瘀点，下肢沉重，乃肾虚经脉失养。故此断为产后肾虚，寒湿阻滞络脉。治以补肾壮腰，祛湿通络。处方：熟地黄 24 克，山茱萸 12 克，泽泻 9 克，白芍 12 克，金毛狗脊 10 克，仙灵脾 10 克，巴戟天 15 克，川续断 6 克，桑寄生 10 克，桂枝 6 克，菟丝子 10 克，甘草 5 克，杜仲 12 克。5 剂，水煎服，每日 1 剂。

二诊：药后腰痛即有好转，饮食有增，起卧如常。观舌苔白，脉沉细。知寒湿渐去，肾气渐复。当继续巩固治疗。处方：熟地黄 18 克，山茱萸 12 克，茯苓 12 克，巴戟天 12 克，杜仲 12 克，金毛狗脊 9 克，川续断 6 克，木瓜 6 克，泽泻 9 克，白芍 10 克，甘草 5 克，桂枝 6 克，桑寄生 10 克。5 剂，水煎服。患者服药后腰部活动自如，病已告愈。

本文介绍产后调理方剂一二，以供参考之用。

1. 生化汤

［组成］当归 24 克，川芎 9 克，桃仁 14 粒（去皮、尖，研），干姜（炮黑）1.5 克，炙甘草 1.5 克。

［功能主治］活血化瘀，温里定痛。治产后留瘀，恶露不行，血块内结，小腹冷痛。

本方出自《傅青主女科》。方中重用当归，补血活血、祛瘀生新，为君；川芎行血中之气，桃仁活血祛瘀，为臣；干姜（炮黑）入血散寒，温里定痛，为佐；炙甘草调和诸药，为使。

2. 温经汤

［组成］吴茱萸9克，当归9克，芍药6克，川芎6克，人参6克，桂枝6克，阿胶9克，牡丹皮（去心）6克，生姜6克，甘草6克，半夏6克，麦冬（去心）9克。

［功能主治］温经散寒，养血祛瘀。治冲任虚寒，瘀血阻滞，月经不调，或前或后，或逾期不止，或一月再行，或经停不至，傍晚发热，手心烦热，唇口干燥；或小腹冷痛，久不受孕者。

本方出自《金匮要略》。方中吴茱萸、桂枝温经散寒，通利血脉，为君；当归、川芎，芍药、牡丹皮养血祛瘀，为臣；阿胶、麦冬养阴润燥，人参、甘草益气健脾，半夏、生姜降逆温中，为佐；甘草调和诸药，为使。诸药相配，共奏温经散寒、养血祛瘀之功。

3. 温肾止呕汤

［组成］熟地黄15克（九蒸），巴戟天30克（盐水浸），人参9克，炒白术20克，山茱萸15克（蒸，去核），炮姜3克，茯苓6克（去皮），白豆蔻1克（研），橘红1.5克（姜汁洗）。

［功能主治］温肾止呕。主治妇人产后恶心欲呕，时而作吐。

《傅青主女科》记载："妇人产后恶心欲呕，时而呕吐，人皆曰胃气之寒也，谁知是肾气之寒乎！夫胃为肾之关，胃之气寒，则胃气不能行于肾之中；肾之气寒，则肾气亦不能行于胃之内，是肾与胃不可分而两之也。惟是产后失血过多，必致肾水干涸，肾水涸应肾火上炎，当不至胃有寒冷之虞，何故肾寒而胃亦寒乎？盖新产之余，水乃遽然涸去，虚火尚不能生，火既不生，而寒之象自现。治法宜补其肾中之火，然火无水济，则火在水上，未必不成火动阴虚之症；必须于水中补火，肾中温胃，而后肾无太热之患，胃有既济之欢也。"

4. 救脱活母汤

［组成］人参60克，当归（酒洗）30克，熟地黄（九蒸）30克，枸杞子15克，山茱萸（蒸，去核）15克，麦冬（去心）30克，阿胶（蛤粉炒）6克，肉桂（去粗皮，研）6克，黑芥穗6克。

［功能主治］补气血，益肝肾，救虚脱。主治产后气喘。

《傅青主女科》记载："妇人产后气喘，最是大危之症，苟不急治，立刻死亡，人只知是气血之虚也，谁知是气血两脱乎！夫既气血两脱，人将立死，何又能作喘？然此血将脱，而气犹未脱也。血将脱而气欲挽之，而反上喘，如人救溺，援之而力不胜，又不肯自安于不救，乃召号同志以求助，故呼声而喘作，其症虽危，而可救处正在能作喘也。盖肺主气，喘则肺气似盛而实衰，当是之时，血将脱而万难骤生，望肺气之相救甚急；若赤子之望慈母然。而肺因血失，止存几微之气，自顾尚且不暇，又何能提挈乎血，气不与血俱脱者几希矣，是救血必须补气也。方用救脱活母汤。"

5. 转气汤

［组成］人参9克，茯苓9克（去皮），白术9克（土炒），当归15克（酒洗），白芍15克（酒炒），熟地黄20克（9蒸），山茱萸9克（蒸），山药15克（炒），芡实9克（炒），柴胡1.5克，补骨脂3克（盐水炒）。

［功能主治］产后气血大亏，肝肾两虚。四肢浮肿，寒热往来，气喘咳嗽，胸膈不利，口吐酸水，两胁疼痛。

《傅青主女科》记载："此方皆是补血补精之品，何以名为转气耶？不知气逆由于气虚，乃是肝肾之气虚也，补肝肾之精血，即所以补肝肾之气也。盖虚则逆，旺则顺，是补即转也；气转而各症尽愈，阴出之阳，则阴阳无捍格之虞。"

6. 完胞饮

［组成］人参30克，茯苓9克，白术（土炒）30克，黄芪15克，川芎15克，桃仁10克，当归（酒炒）30克，猪脬1个，羊脬1个，红花3克，益母草10克，白及3克。

［功能主治］气血两虚兼产伤之产后小便频数、失禁。

本方出自《傅青主女科》。《辨证录》曰："妇人生产之时，因收生之婆手入产门，损伤尿胞，因致淋漓不止，欲少忍须臾而不能，人以为胞破不能再补也。夫破伤在皮肤者，尚可完补，岂破伤在腹独不可治疗乎。试思疮疡之毒，大有缺陷，尚可服药以长肉，况收生不谨，少有伤损，并无恶毒，何难补其缺陷耶。方用完胞饮……盖生产，致收生之婆以手探胞，其难产必矣。难产者，因气血之虚也。因虚而损，复因损而虚，不补其气血，而脬破何以重完乎。今大补气血，则精神骤长，气血再造，少有损伤，何难完补，故旬日之内，即便成功耳。"

7. 散结定疼汤

[组成] 当归30克（酒洗），川芎15克（酒洗），牡丹皮6克（炒），益母草9克，黑芥穗6克，乳香3克（去油），山楂6克（炒黑），桃仁6克（泡，去皮尖，炒，研）。

[功能主治] 补血逐瘀。妇人产后因瘀血而致少腹疼痛，甚则结成一块，按之愈疼。

《傅青主女科》曰："妇人产后少腹疼痛，甚则结成一块，按之愈疼，人以为儿枕之疼也，谁知是瘀血作祟乎！夫儿枕者，前人谓儿头枕之物也。儿枕之不疼，岂儿生不枕而反疼，是非儿枕可知矣。既非儿枕，何故作疼？乃是瘀血未散，结作成团而作疼耳。凡此等症，多是壮健之妇血有余，而非血不足也。似乎可用破血之药；然血活则瘀自除，血结则瘀作祟；若不补血而反败血，虽瘀血可消，毕竟耗损难免，不若于补血之中，以行逐瘀之法，则气血不耗，而瘀亦尽消矣。方用散结定疼汤……一剂则痛止而愈，不必再剂也。此方逐瘀于补血之中，消块于生血之内，妙在不专攻疼病而疼病止。彼世人一见儿枕之疼，动用元胡、苏木、蒲黄、灵脂之类以化块，又何足论哉！"

可见产后诸证仍以气血调理为主，个别需要补肾、清热等，当然日常休养、维护不可少，本文仅取少量方剂以资参详，不建议"拿来主义"应用，因涉及产后哺乳，不可妨碍婴儿生长发育，尚需谨慎对待为佳。

除了中药调理，尚有中医食疗可以参考，相比之下，更容易接受。

1. 产后肾气虚食疗　适用于产后具有肾气虚表现的人群。

▶▶**北芪猪腰栗子汤**

［做法］栗子肉12克，猪腰1个，北黄芪25克，枸杞子20克。先把栗子去壳洗净，备用。猪腰剖开洗净，切成块后，用葱、姜汁大约泡2小时，就可以除去腰片儿的臊味，中间换两次清水，泡至腰片儿发白膨胀即成。将腰片儿、栗子、北黄芪、枸杞子加8碗水，一起煲熟。

［功效］补肾健脾益气。北黄芪补脾健胃，补肺益气；猪腰有补肾、强腰、益气的功效，对调理食欲不振、腰膝无力等症状有很好的疗效；栗子也有很强的补肾强筋、活血止血的作用；枸杞子可滋肾养肝明目。

▶▶**杜仲山药栗子粥**

［做法］杜仲10克，山药30克，去壳栗子50克，糯米100克。杜仲洗净，泡透。砂锅内放入山药、去壳栗子、糯米及泡好的杜仲，用文火炖成稠粥即可。

［功效］固肾健脾益精。杜仲甘、微辛，温。主要治疗腰脊痛，同时可以补中，益精气，强筋骨，除白带及外阴瘙痒；山药甘，平，具有健脾、固肾、益精作用；板栗，西方称为"人参果"，味甘，性温，具有健脾、补肾、强筋、活血、止血的功效。适用于产后肾虚腰痛的女性。

2. 产后肾阴虚食疗　适用于产后具有肾阴虚表现的

人群。

▶▶ 生熟地粥

［做法］生地黄 15 克，熟地黄 15 克，大米 75 克。将生地黄切碎，用适量清水煮约 30 分钟取汁，复煎第二次。合并两次药液去渣，浓缩至 100 毫升左右备用。

［功效］养阴生津，适用于阴虚痹患者。

▶▶ 冬虫夏草淮山鸭汤

［做法］冬虫夏草 15 克，淮山药 20 克，鸭 1 只。将鸭和冬虫夏草、淮山药放入锅内隔水炖熟，调味即可。每星期可食用一两次。

［功效］滋阴补肾，适用于因肾阴不足而导致的失眠、耳鸣、腰膝酸痛、口干咽燥等。

3. 产后肾阳虚食疗 适用于产后具有肾阳虚表现的人群。

▶▶ 枣桃粥

［做法］糯米 200 克，大枣（干）15 克，核桃 60 克。核桃仁捣碎，大枣去核，与糯米同煮成粥。

［功效］此粥具有温阳补肾、健脾益气、润肠通便的作用，尤适宜于产后肾虚腰痛、畏寒怕冷、便秘者食用。

▶▶ 附片羊肉汤

［做法］羊肉 500 克，附子（布包）7.5 克，生姜 12.5 克，葱 12.5 克，胡椒 1.5 克，食盐 2.5 克。羊肉洗净入沸水内，加姜、葱各 6 克，焯至淡红色，捞出切成约 2.5 厘米方块，入清水中浸去血水。将附子装入纱布袋内扎口，姜洗净

拍破，葱缠成团待用。将砂锅内注入清水，置于火上，入葱、姜、胡椒、羊肉、附子即成。

［功效］温经壮阳，散寒止痛。适用于产后寒湿及阳虚痹。

4. 产后肾精不足食疗 适用于产后具有肾精不足表现的人群。

▶▶猪腰汤

［做法］猪腰1具，糯米50克，当归15克，知母10克，葱白7段，芍药15克。以水1200～1300毫升煮猪腰，待水煎成700～800毫升，去猪腰，入诸药，慢火煮至300～400毫升时停火，1次服。

［功效］治产后肾虚，四肢疼痛。

▶▶海参粥

［做法］水发海参（切碎）50克，粳米100克，同煮成粥，加少许葱、姜、食盐调味。

［功效］补肾益精，滋阴补血。适用于肾虚阴亏所致的体质虚弱、腰膝酸软、失眠盗汗等。

第二节

小儿补肾

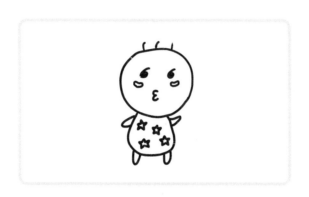

一、历代医家对小儿肾虚的认识

宋·钱乙《小儿药证直诀》记载："儿本虚怯，由胎气不成，则神不足。目中白睛多，其颅即解（囟开也），面色㿠白。此皆难养，纵长不过八八之数。若恣色欲多，不及四旬而亡。或有因病而致肾虚者，非也。又肾气不足，则下窜，盖骨重惟欲坠于下而缩身也。肾水，阴也，肾虚则畏明，皆宜补肾，地黄丸主之"。

历代儿科医家有关小儿的论述很多，总结其生理特点主要是脏腑娇嫩，形气未充，生机蓬勃，发育迅速。病理特点是发病容易，传变迅速，脏气清灵，易趋康复。小儿时期机体各器官的形态发育和生理功能都是不成熟和不完善的，五脏六腑的形和气都相对不足，尤其肺、脾、肾三脏更为突出。

小儿的生理特点为脏腑娇嫩，形气未充，所以，在生长发育过程中，体格、智力、脏腑功能均不断向完善、成熟发展，年龄越小，生长发育的速度就越快。就像太阳刚升起来，草木刚刚发芽一样。

▷▷▷ **追本溯源**

1. 钱乙提出小儿五脏特点："肝常有余，脾常不足，心常有余，肺常不足，肾常虚。""脏腑薄，藩篱疏，易于传变；肌肤嫩，神气怯，易于感触。"

2. 肾脏辨证纲要："肾常虚，本病：目无精光，畏亮，足胫寒，逆冷；色诊：黑；脉象：沉；辨证：虚（无实），面浮灰暗或㿠白，尿清长不禁。"

小儿脏腑娇嫩，形气未充，稚阴稚阳，体质和功能均较脆弱。病理上不仅发病容易，传变迅速，而且年龄越小则越突出。病情的变化，比成年人更为迅速和错综复杂。小儿从出生到成年，处于不断生长发育的过程，在形体、生理、病理等方面，与成年人不同，年龄越小越显著，万万不可把小儿当成人的缩小版来对待，这也就是古代医家所谓的"宁治十妇人，不治一小儿。"妇女之病不易治，小儿之病，古人谓之"哑科"，病情不易测。

故小儿诊治用药，必须强调辨证清楚，诊断正确，治疗及时，用药谨慎果敢，中病即止。

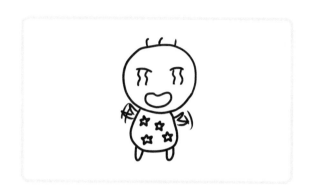

二、小儿肾虚病证的日常护理与预防

小儿胎禀不足、肾气虚弱及肾不纳气之证，主要病症有解颅、五迟、五软、遗尿、哮喘等。治疗方法各异，不能一概而论地补肾。常用的方剂有六味地黄丸、金匮肾气丸、参蛤散、黑锡丹等。小儿脏腑娇嫩，发育相对不成熟，如果一味补肾，或者单纯地增加营养，不但耽误了病情，而且容易养出小胖子，极不利于健康。

《医宗金鉴·幼科心法》曰："小儿五迟之证，多因父母气血虚弱，先天有亏，致儿生下筋骨软弱，行走艰难，齿不速长，坐不能稳，要皆肾气不足之故也"。五迟五软均属于小儿发育障碍、成长不足的疾患。

五迟（立迟，行迟，发迟，齿迟，语迟）

1. 肝肾不足　应培补肝肾，宜用加味六味地黄丸。

［来源］《医宗金鉴》。

［组成］熟地黄 30 克，山茱萸 30 克，怀山药、茯苓各 24 克，泽泻、牡丹皮各 15 克，鹿茸 9 克，五加皮 15 克，麝香 1.5 克。

［用法］共为细末，炼蜜丸，如梧桐子大。大儿每服 6 克，小儿 4.5 克，盐汤送下。

［功用］补肝肾，益精血。

［主治］筋骨萎弱，发育迟缓，坐起、站立、行走、生齿等明显迟于正常同龄小儿，头项萎软，天柱骨倒，舌淡，苔少，脉沉细无力。

2. 心脾不足　应补心养血，宜用调元散。

［来源］《活幼心书》。

［组成］山药 15 克，人参、茯苓、白术、白芍、熟地黄、当归、茯神、蜜炙黄芪各 8 克，川芎、炙甘草各 9 克，石菖蒲 6 克，生姜、大枣各 3 克。

［用法］上药为粗末，每次 6 克，水煎，不拘时温服；如系哺乳儿，乳母需一同服药。

［功用］健脾养心。

［主治］语言迟钝，精神呆滞，智力低下，头发生长迟缓，发稀萎黄，四肢萎软，肌肉松弛，口角流涎，咀嚼吮吸无力，或见弄舌，纳食欠佳，大便多秘结，舌淡苔少，脉细。

日常护理可以艾灸足两踝、心俞穴，每日 1 次。

🔅 五软（头项软，口软，手软，脚软，肌肉软）

1. 脾肾两亏　需健脾补肾，可用补肾地黄丸合补中益气汤。

［来源］《活幼心书》（补肾地黄丸）；《脾胃论》（补中益气汤）。

［组成］山药、山茱萸、熟地黄各15克，鹿茸、川牛膝各12克，牡丹皮、白茯苓各9克，泽泻6克，炙黄芪15克，炙甘草6克，党参、炒白术、当归、升麻、柴胡、陈皮各9克。

［用法］水煎服，空腹温服，小儿用量酌减。

［功用］健脾补肾养血。

［主治］头项软弱倾斜，不能抬举；口软唇弛，咀嚼乏力，常有流涎；手软下垂，不能握举；足软弛缓，不能站立；肌肉松弛，活动无力；唇淡苔少，指纹色淡。

2. 气血虚弱　需益气养血，可用八珍汤。

［来源］《瑞竹堂经验方》。

［组成］人参、白术、白茯苓、当归、川芎、白芍、熟地黄、炙甘草各30克。

［用法］加生姜3片，大枣5枚，水煎服，温服，小儿用量酌减。

［功用］益气补血。

［主治］肢体软弱，四肢关节柔软，可任意攀翻，神情呆滞，智力迟钝，面色苍白，肢末不温，口开不合，舌伸口外，食少不化，唇白苔光，指纹色淡。

🌀 五硬（头项硬，口硬，手硬，肌肉硬）

五硬多属于小儿体质虚弱，或者生后受寒，导致阳气不运，肌肤得不到温煦。

1. 阳气虚衰　需益气温阳，可用参附汤。

［来源］《妇人良方大全》。

［组成］人参 30 克，附子 10 克。

［用法］水煎温服。小儿用量酌减。

［功用］益气回阳救脱。

［主治］全身冰冷，僵卧少动，昏昏多睡，气息微弱，哭声低怯无力，仰头取气，关节不利，头身难以动摇，局部皮肤硬如木，苍白肿亮，按之凹陷，硬肿范围较广，唇舌淡白。

2. 寒凝血涩　需温经通络，可用当归四逆汤。

［来源］《伤寒论》。

［组成］当归 12 克，桂枝 9 克，芍药 9 克，细辛 3 克，炙甘草 6 克，通草 6 克，大枣 25 枚。

［用法］水煎服，温服，小儿用量酌减。

［功用］温经散寒，养血通脉。

［主治］四肢发凉，全身欠温，皮肤失去柔软常态，僵硬不能捏起，多见于小腿、臀、臂、面颊等部位，患处皮肤色暗发紫，或红肿如冻伤，面色晦暗，唇舌暗红。

日常生活调理可用韭菜 150 克，切成 1 寸长短，容器中加少量水煮熟，加适量白酒，待冷却用纱布擦拭硬肿处。

加强保暖设备，避免受凉，耐心喂养，保证足够的营养。

🜚 解颅

解颅即颅缝解开。解颅发病原理与先天亏损有关联，主要责之于肾。病变过程中常有烦躁、纳呆、呕吐，重者常致失明，或出现智力发育障碍、营养障碍等。

1. 肾气亏损 需补肾益髓，宜用补肾地黄丸。

［来源］《活幼心书》。

［组成］山药、山茱萸、熟地黄各 15 克，鹿茸、川牛膝各 12 克，牡丹皮、白茯苓各 9 克，泽泻 6 克。

［用法］锉焙为末，炼蜜为丸，如麻仁大。每服 15～25 丸，空腹时用温盐汤送下。

［功用］补肾填髓。

［主治］颅明显增大，囟门宽裂，颅缝开解，面色淡白，神情呆钝，目无神采，眼球下垂呈"落日状"，头大颈细，前倾不立，食少便溏，舌淡苔少，脉弱，指纹淡青。严重者可见斜视、呕吐、惊厥。

2. 肾虚肝亢 需益肾利水，平肝息风，宜用知柏地黄丸合三甲复脉汤。

［来源］《症因脉治》（知柏地黄丸）；《温病条辨》（三甲复脉汤）。

［组成］炙甘草、干地黄、生白芍 18 克，麦冬 15 克，阿胶 9 克，火麻仁 9 克，生牡蛎 15 克，生鳖甲 24 克，生龟甲 30 克，知母 6 克、黄柏 6 克、熟地黄 18 克、山茱萸（制）9 克、牡丹皮 6 克、山药 9 克、茯苓 60 克、泽泻 6 克。

［用法］水煎服，温服，小儿用量酌减。

［功用］滋肾养阴，平肝息风。

［主治］颅缝裂开，前囟宽大，眼球下垂，白多黑少，目无神采，心烦不安，手足心热，筋惕肉𬌗，时或惊叫，口干舌红，脉沉细数，指纹紫红。

3. 脾虚水泛　需扶脾利水，宜用附子理中丸合五苓散。

［来源］《太平惠民和剂局方》（附子理中丸）；《伤寒论》（五苓散）。

［组成］熟附子 10 克，党参 20 克，炒白术 15 克，干姜 10 克，甘草 10 克，茯苓 18 克，泽泻 30 克，猪苓 18 克，肉桂 12 克。

［用法］水煎服，温服，小儿用量酌减。

［功用］温脾利水。

［主治］囟门宽大，颅缝开解，面色淡白，精神倦怠，纳呆便溏，脘腹胀满，舌淡，苔薄白或白腻，脉细弱，指纹淡红。

4. 热毒壅滞　需清热通络，宜用犀地清络饮加减。

［来源］《重订通俗伤寒论》。

［组成］犀角汁 20 毫升（冲），牡丹皮 6 克，青连翘 4.5 克，淡竹沥 60 毫升，鲜生地黄 24 克，生赤芍 4.5 克，桃仁 9 粒（去皮），生姜汁 2 滴（同冲）。

［用法］用鲜茅根 30 克，灯心草 1.5 克，煎汤代水以煎上药，另加鲜石菖蒲汁 10 毫升冲服。小儿用量酌减。

［功用］清热解毒，化瘀通络。

［主治］头颅日见增大，囟门高胀，颅缝合而复开，两

目下垂，发热气促，烦躁哭闹，面赤唇红，或见两目斜视，四肢痉挛，小便短赤，大便秘结，舌红苔黄，脉多弦数，指纹紫滞。

尿频

尿频为小儿常见的泌尿系疾病，特征是尿频、尿急。本病婴幼儿发病率较高，女孩多于男孩。尿频所涉及的疾病较多，临床上可分为急性和慢性两类。急性起病较急，小便频数短赤，尿道灼热疼痛，常伴畏寒、发热；慢性多有体质素亏，或治疗不当，小便浑浊，淋漓不尽，神倦面黄，眼帘微肿。

1. 湿热下注　需清热利湿，宜用八正散加减。

［来源］《太平惠民和剂局方》。

［组成］木通6克，萹蓄10克，瞿麦10克，车前子10克（包煎），滑石15克（包煎），甘草6克，栀子10克，金银花10克，连翘10克。

［用法］水煎服，小儿用量酌减。

［功用］清热利湿。

［主治］小便频数短赤，尿道灼热疼痛，尿液淋沥混浊，小腹坠胀，腰部酸痛，婴儿则溺时哭闹不安，常伴有发热、烦躁口渴、头痛身痛、恶心呕吐。舌红苔黄或腻，脉数有力。

2. 脾肾气虚　需益气补肾，宜用缩泉丸加味。

［来源］《朱氏集验方》。

［组成］山药 15 克，乌药 6 克，益智仁 10 克，党参 10 克，白术 10 克，茯苓 10 克，补骨脂 10 克，山茱萸 10 克，泽泻 10 克，车前子 10 克（包煎）。

［用法］水煎服，温服，小儿用量酌减。

［功用］益气补肾。

［主治］疾病日久，小便频数，淋沥不尽，尿液不清，精神倦怠，面色苍黄，食欲缺乏，甚则畏寒怕冷，手足不温，大便稀薄，眼睑微浮。舌淡或有齿痕，苔薄腻，脉细无力。

日常生活中，小儿尿频的预防和护理也是十分关键的，注意卫生，防止外阴部感染；勤换尿布；忌穿开裆裤坐地玩耍；积极治疗各种感染性疾病；注意饮食，加强锻炼。

遗尿

遗尿也叫尿床，是小儿睡中小便自遗、醒后方觉的一种疾病。婴儿时期，由于脏腑娇嫩，智力未全，对排尿的自控能力较差；学龄儿童也常因为白日游玩过度，睡前喝水多等问题，偶尔发生遗尿，这是不属于病态的。如果大于 3 岁，尤其是 5 岁以上的幼童，还不能够自主地控制排尿，晚上睡觉时经常遗尿，或者几个晚上偶尔一次，或者一个晚上几次的，则属于病态。

1. 下元虚寒 需温补肾阳、固涩小便，宜用菟丝子散。

［来源］《太平圣惠方》。

［组成］菟丝子 60 克，牡蛎 30 克，肉苁蓉 60 克，附子

30 克，五味子 30 克。

［用法］上药捣细为散。每于空腹时服用，用粥饮调下 6 克。

［功用］温补固涩。

［主治］睡中经常遗尿，甚者一夜数次，尿清而长，醒后方觉，神疲乏力，面白肢冷，腰腿酸软，智力较差，舌质淡，苔薄白，脉沉细无力。

2. 脾肺气虚 需培元益气，固涩小便，宜用补中益气汤合缩泉丸。

［来源］《脾胃论》（补中益气汤）；《朱氏集验方》（缩泉丸）。

［组成］炙黄芪 20 克，党参 6 克，炙甘草 10 克，炒白术 6 克，当归 6 克，升麻 6 克，柴胡 6 克，陈皮 6 克，山药 15 克，乌药 6 克，益智仁 10 克。

［用法］水煎服，温服，小儿用量酌减。

［功用］益气健脾，培元固涩。

［主治］睡中遗尿，少气懒言，神倦乏力，面色少华，常自汗出，食欲不振，大便溏薄，舌淡，苔薄，脉细少力。

3. 肝经湿热 需泻肝清热，宜用龙胆泻肝汤。

［来源］《医方集解》。

［组成］龙胆草 6 克，黄芩 9 克，山栀子 9 克，泽泻 12 克，木通 9 克，车前子 9 克，当归 8 克，生地黄 20 克，柴胡 10 克，生甘草 6 克。

［用法］水煎服，小儿用量酌减。

　　[功用] 泻肝清热利湿。

　　[主治] 睡中遗尿，尿黄量少，尿味臊臭，性情急躁易怒，或夜间梦语磨牙，舌红，苔黄或黄腻，脉弦数。

　　小儿遗尿的日常护理和预防也是非常关键的。耐心教育，安抚孩子紧张不安的情绪，消除自卑心理；晚上饭后注意控制饮水量；晚上睡觉逐渐养成能自行起来排尿的习惯，白天尽量不要过度游玩，避免疲劳贪睡。

三、小结

　　小儿为"纯阳之体"，生机勃勃，活力充沛，脏气清灵，反应敏捷，且病因单纯，又少七情的伤害。在患病之后，经过及时、恰当的治疗和护理，病情好转比成人快，容易恢复健康。

　　小儿肾虚证的主要原因是先天禀赋不足，后天失养，或劳伤肾气，或久病及肾，大量临床实践表明，小儿肾虚证在治疗上必须分清虚实不同，肾虚需补，肾实宜泄，虚实夹杂宜攻补兼施，而且小儿机体柔弱，如草木之方萌，切不可攻伐太过，应用时必须根据孩子个体特点与疾病的轻重，区别对待，特别是大苦、大寒、大辛、大热及有毒、攻伐之品，应用时更须注意，苦寒能削伐生发之气，辛热会耗损真阴，攻伐之剂使用不当会引起气阴亏损，应用时必须中病即止。因此，小儿用药不仅要及时、正确，还要谨慎。

　　中医学在小儿的喂养与保健方面积累了丰富的经验。俗话说："若要小儿安，三分饥与寒。"小儿是纯阳之体，新陈代谢旺盛，但脏腑娇嫩，摄入太多反而造成负担，伤食则积热，热则伤阴，故阴阳失调，病由之生；小儿肌肤娇嫩，衣着要适宜，不能过多，不然汗出后常易感冒等。因此，为了使小儿健康成长，保证其正常的生长发育，喂养和保健工作是很重要的环节。除了注意饮食卫生，还要从小培养不吃零食、不偏食、不挑食等良好饮食习惯。

● 食疗之一：鸡肝

《朱良春虫类药的应用》一书中，关于鸡肝的应用有如下记录。

治疗小儿遗尿：桑螵蛸 20 克，肉桂 20 克，龙眼肉 10 克，鲜鸡肝 7 具。以上三味药加水 600 毫升，浸泡 1 小时后与鸡肝同煎，水开后文火煎 30 分钟。吃鸡肝喝汤，1 次服完，隔 7 天一剂。治疗患儿共 68 例，治愈（遗尿症状消失，随访 1 年未复发）47 例，好转（遗尿次数显著减少或消失，偶有复发）21 例，总有效率为 100%。

治睡中遗尿：雄鸡肝、肉桂（桂心）各等分。捣丸小豆大，每服 1 丸，米饮下，早、中、晚服。

鸡肝，甘、苦，温。功能补肾养肝，主治肝肾不足之目暗昏花、夜盲及肾虚遗尿、胎漏等，也治小儿疳积，以雄者为良。

● 食疗之二：桑螵蛸

治疗遗尿症：桑螵蛸 10 克，焙脆研粉，拌以食糖，以温开水送服，早、晚各 1 次，或取桑螵蛸、益智仁各 30 克，水煎服，每日 1 次。治疗小儿遗尿症，一般连服 3～4 天即可见效，再服两三天，可巩固疗效。

桑螵蛸甘咸入肾，有补益、封藏之功，善补肾气、固精关、缩小便，为治疗肾虚不固之遗精滑精、遗尿尿频、白浊之良药；又有补肾助阳起痿之功，用于肾虚阳痿。

第三节

孕妇补肾

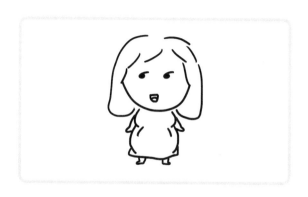

　　在医师眼里，孕妇是一个"需要小心"的群体，一旦有头痛、发热之类的身体不适，药物的选择都让医师们如履薄冰，尤其是西药，没有几种是可以放心使用的。那么，中药对妊娠期女性是否绝对安全呢？当然不是，莫说隐藏的风险，单单根据《中华人民共和国药典》的规定，就有禁用、忌用、慎用三类药物。

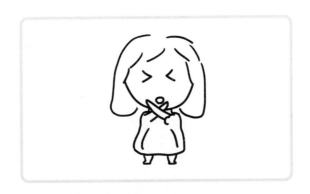

1. 禁用药物　剧毒药物，或药性作用峻猛之品，或者堕胎作用较强的药物，在妊娠期处方中是应"绝对禁止"的，如丁公藤、三棱、干漆、土鳖虫、千金子、千金子霜、生川乌、马钱子粉、马兜铃、天仙子、天仙藤、巴豆、巴豆霜、水蛭、甘遂、朱砂、全蝎、红粉、芫花、两头尖、阿魏、京大戟、闹羊花、草乌、牵牛子、轻粉、洋金花、莪术、皂角（猪牙皂）、商陆、斑蝥、雄黄、黑种草子、蜈蚣、罂粟壳、麝香等。

2. 忌用药物　其危害程度较"禁用"为次，这些药物的不良反应相对明确，用药后产生不良后果的可能性偏大，应尽量避免使用。若确实需要使用则应遵循"利大于弊"的原则进行临床评估，如大皂角、天山雪莲。

3. 慎用药物　主要包括活血化瘀药、祛风湿通痹药、破气行滞药、开窍药、攻下药、清热解毒药、辛热走窜及滑利药等，如人工牛黄、三七、大黄、川牛膝、制川乌、小驳骨、飞扬草、王不留行、天花粉、生天南星、制天南星、天然冰片、木鳖子、天然牛黄、牛膝、片姜黄、艾片（左旋龙脑）、白附子、玄明粉、西红花、肉桂、冰片（合成龙脑）、红花、芦荟、苏木、牡丹皮、体外培育牛黄、皂矾、没药、附子、苦楝皮、郁李仁、虎杖、金铁锁、乳香、卷柏、制草乌、草乌叶、枳壳、枳实、禹州漏芦、禹余粮、急性子、穿山甲、桂枝、桃仁、凌霄花、益母草、通草、黄蜀葵花、常山、硫黄、番泻叶、蒲黄、漏芦、代赭石、薏苡仁、瞿麦、蟾蜍等。此类药物或含有这些药材的中成药和方剂应在医师或药师指导下谨慎使用，一旦出现问题应及时停止用药。

当然，可能还有漏网之鱼，目前暂未发现。故而，孕妇尽量避免服用药物是一点儿没错的。

但有一类孕妇，需要考虑使用药物，那便是容易流产的群体，谓之习惯性流产。

流产的原因很多，比如染色体异常、病毒感染、心力衰竭、高血压、血糖控制不佳、甲状腺功能低下、贫血、营养不良、黄体功能不足、吸烟酗酒、毒品、环境污染、子宫缺陷、外伤、情感障碍等。这个时候，我们民间说的安胎，就要启动了。

中医认为，流产主要是冲任不足，胎结不实，胎元不固，分为气虚、肾虚、血热、外伤四种证型。其中，我们针对肾虚的治疗，就派上用场了。

1. **肾虚** 妊娠期阴道少量出血，腰膝酸软，小腹下坠或痛，头晕耳鸣，尿频，舌淡，脉细沉而滑。

2. **气虚** 妊娠期阴道出血量少、色淡，神疲乏力，小腹空坠，气短懒言，舌淡，脉细弱而滑。

3. **血热** 妊娠期阴道少量出血色红，心烦不安，口干咽燥，便秘尿赤，舌红，苔薄黄，脉滑数。

4. **外伤** 妊娠阴道出血时有时无，时多时少，小腹坠胀，舌紫，脉弦滑。

"安胎"这个名词，出自《经效产宝》。其原则有二：因母体有病以致胎动不安者，应治疗母病，母安则胎自安；若胎气不固以致母病者，安胎则母自愈。

未足月的女性，一旦发生了破水，或阴道出血，或一阵阵宫缩不适时，就以为"临盆"的时刻到了，而担心体重不足的胎儿，无法适应外界的环境。事实上，在未足月之前，若孕妇有早期子宫收缩、阴道出血或早期破水的现象，较易引发早产，这些都是安胎的适应证。

"安胎"的理念很早，从马王堆汉墓帛书中可见一斑，帛书《胎产书》中记载古人有极为严格的安胎待产理论，与现代的"胎教"不谋而合。帛书中提出，怀孕第一个月饮食要精美，不宜食辛辣、腥臭之物；怀孕第二个月要安静少动，这些认识与现代孕育观相吻合；怀孕第三个月是关键，胎儿在成长，受母体和外界的影响很大，在这个时期孕妇要多见仪表端庄的君子和王公大人，使自己精神愉悦，避免接触奇形怪状的人，以免产生负面情绪。有的专家认为，这如同今天我们流行的"胎教"，亦是迄今所看到较早关于胎教的记载。

古代中医对于安胎颇有研究，其中不乏精辟言论。

▷▷▷ **追本溯源**

1. 《妇人规》记载："凡妊娠胎气不安者，证本非一，治亦不同。盖胎气不安，必有所因，或虚、或实、或寒、或热，皆能为胎气之病。去其所病，便是安胎之法。故安胎之方，不可执，亦不可泥其月数，但当随证、随经，因其病而药之，乃为至善。若谓白术、黄芩乃安胎之圣药，执而用之，鲜不误矣！胎气有寒而不安者，其证或吞酸、吐酸，或呕恶胀满，或喜热畏凉，或下寒泄泻，或脉多沉细，或绝无火证，而胎有不安者，皆属阳虚寒证，但温其中而胎自安矣。宜用温胃饮、理阴煎之类加减主之。亦当以平素之脏气，察其何如，酌而用之。"

2. 《女科秘旨》记载："安胎之法，以养血气、理脾胃为主。白术益脾以培万物之母，条芩固中泻火气，能滋子户之阴，使火不妄动，所以为安胎圣药，砂仁安胎，以其止痛行气故耳。劳神动怒，情欲之火，俱能堕胎。推原其本，皆因于热，火能消物，造化自然。古方谓风冷伤于子宫而堕，未达病情者也。如惯堕胎之妇，或中气不调，食少，且不必养血，先理脾胃，次服补中益气汤，使气血自生。因母病而动胎者，但治母病，其胎自安。因胎病而致母病者，但安胎则母病自愈。胎多在三月分而堕者，尔时手厥阴心胞络，主养胎元。劳心多虑，心胞络虚，不能养胎则堕治，宜兼制火，用四物汤加黄柏、玄参、白术、条芩。左脉微弱、身痛、夜热、腰痛、胎不安，属血虚，用四物汤，加杜仲、黄芩、白术、秦艽。"

3.《辨证录》记载："妇人小腹作痛，胎动不安，如下坠之状，人以为带脉之无力也，谁知脾肾两亏乎。夫胞胎虽系于带脉，而带脉实关于脾肾，二经亏损，则带脉力微，胞胎何能胜任乎。然人致脾肾之亏者，非因于饮食之过多，即由于色欲之太甚，不补脾补肾，而带脉迫急，胞胎所以下坠也。第胞胎通于心肾，不通于脾，补肾可也，何必补脾？不知脾胃为后天，肾为先天，脾非先天之气不能化，肾非后天之气不能生，补肾不补脾，则肾之精正不能遽生也。补后天之脾，正所以补先天之肾；补先后天之脾肾，正所以固胞胎之气。盖胞胎原备先后天之气，安可不兼补先后天脾肾哉。"

电视剧《女医明妃传》中的主角谈允贤是明代著名女医家，亦是我国古代四大女名医之一，其所著《女医杂言》就有治疗习惯性流产的医案。谈允贤曾经治疗过一名二十六七岁的青年妇女，每次一怀上胎儿后，不久就会流产，总共流产了六胎，服用了很多药物都保不住胎儿。谈允贤为患者诊治，发现这名妇女性情抑郁、容易发怒，而且不爱说话，认为是肝气郁结、郁火内动、扰动胎元，从而导致流产。谈允贤采用了紫苏安胎饮，又用紫苏汤送服白术、黄芩粉末，安固了患者胎元，这名青年妇女才顺利产下了一名女婴。谈允贤的医案中所使用的方药是元代名医朱丹溪的方子。朱丹溪善于运用紫苏叶、白术、黄芩等品安胎，颇有心法，对后世影响极大。此案选用黄芩、白术、紫苏叶等安胎保胎，是对丹溪安胎心法的继承与发挥。

现代中医针对肾虚型流产，当补肾安胎为主，亦有方剂可供参考。

一、补肾安胎名方成药

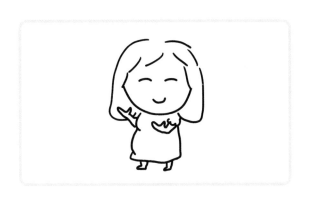

1. 寿胎丸

［组成］菟丝子（炒炖）120 克、桑寄生 60 克、川续断 60 克、真阿胶 60 克。

［用法］上药将前三味轧细，水化阿胶和为丸，每丸重 0.3 克。每服 20 丸，开水送下，日服 2 次。

［功效］补肾，安胎。

［主治］用于肾虚滑胎及妊娠下血、胎动不安、胎萎不长者。

张锡纯《医学衷中参西录》记载："胎在母腹，若果善吸其母之气化，自无下坠之虞。且男女生育，皆赖肾脏作强。菟丝大能补肾，肾旺自能荫胎也。寄生能养血、强筋骨，大能使胎气强壮，故《神农本草经》载其能安胎。续断亦补肾之药。阿胶系驴皮所熬，最善伏藏血脉，滋阴补肾，故《神农本草经》亦载其能安胎也。至若气虚者，加人参以补气；大气陷者，加黄芪升补大气；饮食减少者，加白术以健补脾胃；凉者，加补骨脂以助肾中之阳（补骨脂善保胎，修园曾详论之）；热者，加生地黄以滋肾中之阴。临时斟酌适宜，用之无不效者。本方乃思患预防之法，非救急之法。"

2. 滋肾育胎丸（中成药）

［组成］菟丝子、砂仁、熟地黄、人参、桑寄生、阿胶（炒）、何首乌、艾叶、巴戟天、白术、党参、鹿角霜、枸杞子、续断、杜仲。

［用法］口服，淡盐水或蜂蜜水送服。每次 5 克，每日 3 次。

［功效］补肾健脾，益气培元，养血安胎，强壮身体。

［主治］用于脾肾两虚、冲任不固所致的滑胎（防治习惯性流产和先兆流产）。

本方来自广州中医药大学教授、全国著名中医妇科专家罗元恺的经验方剂。

3. 固肾安胎丸（中成药）

［组成］制何首乌、地黄、肉苁蓉（制）、续断、桑寄生、钩藤、菟丝子、白术（炒）、黄芩、白芍。

［用法］口服。每次 1 袋，每日 3 次；连续服用 14 天为 1 个疗程。

［功效］滋阴补肾，固冲安胎。

［主治］用于早期先兆流产属中医肾阴虚证，症见：腰

酸胀痛、小腹坠痛、阴道流血，可伴有头晕耳鸣、口干咽燥、神疲乏力、手足心热。

本品对催产素所致的大鼠流产有保胎作用，可抑制正常及妊娠子宫平滑肌的收缩，降低子宫平滑肌的收缩幅度和频率，降低子宫平滑肌的活动力。

4. 补肾健脾宁心方

［组成］桑寄生 10 克，甘草 10 克，黄芪 15 克，石斛 10 克，菟丝子 15 克，紫苏梗 10 克，莲子 15 克，白术 15 克，党参 15 克，苎麻根 10 克。

［用法］水煎服，每日 2 次，饭后服用。

［功效］补肾健脾宁心。

［主治］脾肾亏虚型先兆流产。

党参补气益血，有利于脾胃调和，促进新陈代谢；黄芪也为补益脾肺之药，为补气要药，对胎气有稳固作用；菟丝子性味甘平，可补肾阴肾阳，对肾虚体弱者效果更佳，具有滋而不腻、补而不燥的特点；白术有安胎和补气健脾作用，与黄芪合用能够发挥健脾、安胎、益气的功效，与党参合用则健脾益气，后天养先天，先后同补，安胎效果显著；桑寄生性平味甘，有补肾之功，可固胎元；苎麻根味甘性寒，具有清热凉血止血之功；紫苏梗能调理脾气，安胎固胎；石斛生津清热；莲子心养心安神，益肾补脾。甘草用于调和诸药。诸药合用，共奏宁心安胎和补肾健脾作用，冲任得固，达到安胎保胎目的。

5. 补肾安胎饮

［组成］人参 12 克，白术 6 克，杜仲、续断各 12 克，狗脊、制益智仁、阿胶珠各 6 克，艾叶、菟丝子各 10 克，补骨脂 6 克。

［用法］水煎服，温服。

［功效］补肾安胎。

［主治］肾虚胎动不安。时或阴道出血，腹胀、腰酸特甚，两腿软弱，头眩耳鸣，小便频数失禁，尺脉微弱而滑，或仅虚大。

本方出自《中医妇科治疗学》。肾虚不固而胎动不安，故用菟丝子、杜仲、续断、狗脊补肾强腰，补骨脂、益智仁温肾助阳，补其不足。胞冲受损，阴道出血，故用阿胶、艾叶固冲止漏，阿胶又可补血养胎。阴道出血，亦当责之气虚不能摄血；小腹坠胀，亦当责之气虚不能束胎，故用人参大补元气，白术益气健脾。十药合用，能呈补肾安胎、固冲止漏、气血双补之效。

6. 泰山磐石散

［组成］人参 3 克，黄芪 6 克，白术 6 克，炙甘草 2 克，当归 3 克，川芎 2 克，白芍 3 克，熟地黄 3 克，川续断 3 克，糯米 6 克，黄芩 3 克，砂仁 1.5 克。

［用法］水煎温服，其中人参宜另炖。

［功效］补气养血，益肾安胎。

［主治］妇人妊娠胎动不安，面色淡白，倦怠无力，不思饮食，舌淡，脉浮滑无力（或沉弱），或屡有堕胎史者。

本方出自《古今医统大全》，为治妇女妊娠胎动不安之名方。本方所治胎动不安是由气血虚弱、胞宫不固、胎元失养所致。方中重用白术益气健脾安胎，为君药。人参、黄芪助白术益气健脾以固胎元；当归、熟地黄、白芍、川芎养血和血以养胎元，共为臣药。君臣相伍，双补气血以安胎元。佐以续断补肾安胎；黄芩清热安胎；砂仁理气安胎，且醒脾气，以防诸益气补血药滋腻碍胃；糯米补脾养胃以助安胎。炙甘草益气和中，调和诸药，为佐、使药。

7. 胎元饮

［组成］人参（随宜），当归、杜仲、芍药各6克，熟地黄6～9克，白术4.5克，炙甘草3克，陈皮（无滞者不必用）2.1克。

［用法］水煎温服，与进餐时间隔开。

［功效］补气养血，固肾安胎。

［主治］妇人冲任失守，胎元不安不固。气血两虚而胎不安者，六脉微弱，神昏气倦，一切不足之证。

《景岳全书》记载："胎元饮，治妇人冲任失守，胎元不安不固者，随证加减用之。或间日，或二三日，常服一二剂。人参（随宜）、当归、杜仲、芍药各二钱，熟地二三钱，白术一钱半，甘草（炙）一钱，陈皮（无滞者不必用）七分。水二盅，煎七分。食远服。如下元不固而多遗浊者，加山药、补骨脂、五味之类。如气分虚甚者，倍白术，加黄芪。但芪、术气浮，能滞胃口，倘胸膈有饱闷不快者，须慎用之。如虚而兼寒多呕者，加炮姜七八分或一二钱。如虚而兼热者，加黄芩一钱五分，或加生地二钱，去杜仲。如阴虚小腹作痛，加枸杞二钱。如多怒气逆者，加香附无妨，或砂仁亦妙。如有所触而动血者，加川续断、阿胶各一二钱。如呕吐不止，加半夏一二钱，生姜三五片。"

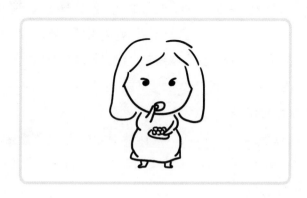

对于孕妇而言，第一，需要明确是否需要安胎，结合西医诊断会更加稳妥，不建议盲目补肾安胎；第二，明白安胎不单单是补肾，针对个体，需要清热，或者调补气血，都有可能，需要在专科医师指导下应用；第三，安胎需要观察随访，不可随意施行，若见疗效不佳，即应住院治疗。

二、妊娠食疗方

妊娠期使用中药需要慎之又慎，而食疗则相对安全很多。

1. 妊娠肾气虚　妊娠期具有肾气虚表现的人群。

▶▶ 韭黄猪腰

［做法］韭黄 100 克，猪腰 1 个，食油、盐、姜、味精

等适量。将韭黄洗净切成小段，猪腰洗净切成薄片。将食油放入锅内，置明火上，油八成熟时，先放入猪腰，炒透后放入韭黄、姜丝，韭黄熟后，加盐、味精调味后取出即成。

［功效］此方适用于肾虚耳鸣、腰痛、慢性腰肌劳损、盗汗。

▶▶ 杜仲腰花汤

［做法］猪腰剖半，除去筋膜，洗干净，以冷水浸泡30分钟，沥干后再冲洗1次，然后切成腰花儿或片状；将杜仲置于锅内，倒入3碗清水，以大火煮沸后，转小火煮20分钟，倒出汤汁，加2碗清水，继续煮杜仲20分钟后再倒出汤汁，将两次的杜仲汁混合备用；胡麻油下锅烧热，放入姜片爆炒，再下腰花略炒1分钟，接着倒入杜仲汁、酒，煮沸时加少许盐即可。

［功效］孕妇、产妇腰酸腿软、尿频皆可食用；孕妇腰酸背痛、有早产现象者也可食用，但不可加酒。

2. 妊娠肾阴虚　妊娠期具有肾阴虚表现的人群。

▶▶ 枸杞山药粥

［做法］枸杞子10克，鲜山药100克，粳米50克。三者加水，炖煮，待到粳米烂了，即可食用。

［功效］滋补肾阴。

▶▶ 养阴润燥粥

［做法］百合10克，麦冬10克，黑芝麻10克，生地黄15克，白木耳6克，优质大米50克。上述煮烂食用即可。

［功效］适用于肾阴虚所致失眠、白发、记忆力下降、

便秘。

▶▶ 养阴益肾粥

[做法] 菟丝子 10 克，枸杞子 10 克，女贞子 15 克，桑椹 15 克，黑木耳 6 克，紫米 50 克，优质大米 50 克。上述煮烂食用即可。

[功效] 适用于肾阴虚所致头晕眼花、双目干涩、腰酸腿软、皮肤暗淡无光泽。

3. 妊娠肾阳虚　妊娠期具有肾阳虚表现的人群。

▶▶ 当归生姜羊肉汤

[做法] 当归 5 克，生姜 30 克，羊肉 500 克，黄酒、调料适量。将羊肉洗净切块，加入当归、生姜、黄酒及调料，炖煮 1～2 小时，吃肉喝汤。

[功效] 温补肾阳。适用于孕妇气血虚弱。当归具有活血作用，不恰当使用可能导致流产，建议在医师指导下应用。

▶▶ 麻雀汤

[做法] 麻雀 2 只，菟丝子 25 克，枸杞子 25 克。菟丝子、枸杞子水煎取汁，麻雀去毛及内脏，与药汁煮汤，食盐调味，食肉饮汤。

[功效] 补肾助阳，适用于孕妇肾阳虚。

▶▶ 红焖狗肉

[做法] 狗肉 500 克、八角、小茴香、陈皮、肉桂、草果、生姜和盐适量。慢火焖熟，弃药渣吃肉。

[功效] 温补肾阳。适用于孕妇肾虚寒湿。

4. 妊娠肾精不足　妊娠期具有肾精亏虚表现的人群。

▶▶鱼胶煲骨汤

［做法］鱼胶 15 克，猪骨或鸡骨 500 克，加适量水，煲数小时后加调料即可食用。

［功效］健脾养血，补肾益精。适用于孕妇脾肾亏虚。

▶▶鱼胶茯苓芡实汤

［做法］鱼胶、茯苓、芡实各适量，一同炖汤，再加入冰糖。

［功效］宁心安神，可以调养肾虚孕妇的失眠多梦。

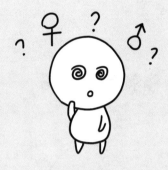

第七章

———

补肾误区

第一节

补肾谣言

一、腰酸背痛就是肾虚吗

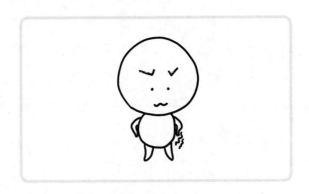

　　当然不一定。"男人腰痛就是肾虚"，是个大大的误区。腰痛有可能是肾脏疾病（如肾结石），更多时候可能是腰肌劳损等其他疾病；同样，夜尿频多的话，年轻人有可能是前列腺炎，而中老年男性则有可能是前列腺增生等疾病。这些疾病与肾虚的症状可能相似，治疗方法却不同，所以，需要先明确病因，根据实际情况准确治疗。

二、性生活不和谐 = 肾虚吗

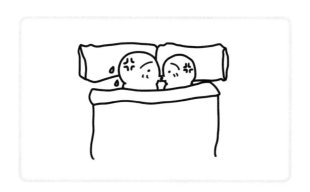

先别盲目乱扣"肾虚"的帽子。性生活不和谐有众多表现、多种因素。比如早泄可能是心理因素，可能是夫妻配合方面的因素，也可能是方法技巧等方面的因素导致，不一定就是一种病理状态，即中医所讲的"肾虚"范畴。

三、只有男人才会肾虚吗

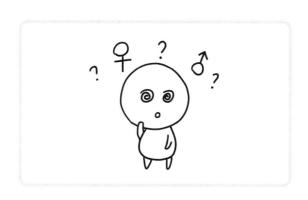

　　这个问题男女都一样。女性肾虚除了产生腰酸背痛、夜尿频繁等不适，还有其独特的表现：月经初潮晚来；月经量减少、停经、月经先后不定期；更年期的时候出现潮热盗汗、失眠、关节疼痛、外阴瘙痒等，都可能与肾虚有关。

四、各种各样的"鞭"

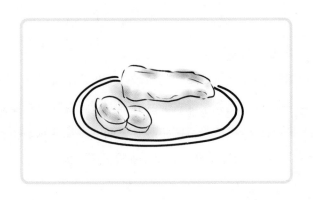

　　提起壮阳补肾，流传最多的说法当数各种各样的"鞭"了。此处的"鞭"是指雄性动物的生殖器。在我国的传统医书记载里，关于"鞭"可补肾的说法是相当多的。明代李时珍的《本草纲目》中就记载有"牛鞭主治男人阳痿、早泄，补肾壮阳，固本培元"；唐代著名医书《备急千金要方》中记载鹿鞭具有补肾、壮阳、益精的功效，用于治疗劳损、腰膝酸痛、肾虚、耳鸣、阳痿、宫冷不孕等症；清代叶天士的《临证指南医案》中也有鹿鞭治疗虚劳的方剂记录。及至现代，也有不少中药研究对各种"鞭"所含的有效化学成分和药理活性做了专门的实验探讨，如有数据显示，狗鞭、牛鞭、鹿鞭药材中所含的孕酮和睾酮等性激素，能使去势雄性大鼠附性器官（包皮腺、精液囊、前列腺）重量明显增加，同时能明显提高大鼠的交配能力。

从古至今，很多名医的临床实践经验及实验室研究充分证明了"鞭"类具有一定补肾作用。那么！重点来了！在所有验证里，"鞭"类可壮阳补肾，也就是说针对肾阳虚的需求者，它能起到一定的作用，而肾阴虚的患者可就不能使用。另外，即便是肾阳虚的人群，也应该适量即可，不可大量长期食用。中医学认为，壮阳之品大多温燥，过服久服会耗损人体的肾精、津液，出现口干舌燥、乏力，甚至使性功能障碍的症状加重。配合其他药物、加强身体锻炼、调整心理状态，才能真正达到阴阳调和，体质平衡。

五、关于"以形补形"的说法

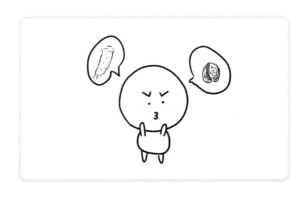

"以形补形"是个源远流长的说法。它是老子"道法自然"哲学思想的产物。中医学属于中国古代自然科学的范畴。所以，在中医学中的不少地方可以看到类似"以形补形"这种"道法自然"的痕迹。

"以形补形"，其核心思想就是用动物的五脏六腑来治疗人体相应器官的疾病，也包括一些形似人体器官的果蔬对相应器官的有益作用，如中医理论认为"肝开窍于目"，早在唐代，孙思邈就用猪肝来治疗夜盲症。现代研究表明，猪肝含有丰富的维生素 A（视黄醇），能保护眼睛，治疗夜盲症。同样，民间还有"吃血补血""吃核桃补脑""吃柑橘缓解乳腺增生症状"的说法，这些说法经现代研究论证，个别具有科学依据。那么"吃腰子补肾"这个说法呢？在明代《本草纲目》中就有比较明确的"以形补形、以脏补脏"的记录，如猪肾能"理肾气，通膀胱"；《临证指南医案》中有用羊腰子治疗虚劳、腰痛的记载。现代研究证实，我们平时吃的各种动物肾中确实含有一定量的性激素，对部分肾虚患者确实有裨益。不过也有专家提醒，由于现在很多食用动物的内脏重金属含量过多，所以我们也不可盲目多吃，适量即可。

六、海里来的美味——生蚝

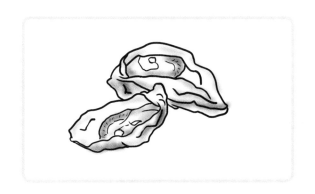

有研究发现，锌对生殖器官的发育和性功能的完善至关重要，前列腺及精液中含有丰富的锌才有利于精子的生存和活动。否则，一方面会使睾丸组织结构萎缩，精子生长异常且活动力减弱；另一方面会使男性的雄性激素水平明显下降。而微量元素硒，能阻止体内有害物质对精子细胞膜的氧化损伤，起到保护精子的作用。

有一种海里来的美味——生蚝，由于其高蛋白、低脂肪，含有人体必需的 8 种氨基酸以及比较丰富的锌和硒，被人们认为可以补益肾精，受到了追捧。客观地说，生蚝确实颇具食疗价值。李时珍在《本草纲目》中说：生蚝"肉治虚损，解酒后烦热"；《神农本草经》中记载：生蚝"久服，强骨节，杀邪气，延年"。这些古代医学经验记载以及现代成分分析都表明了它的食疗作用。

小贴士：生蚝尽管作为一种营养价值丰富的美食，被普遍认为有强身健体之效，但是痛风或高血压患者应控制食用量；另外，生蚝容易受到微生物污染，所以食用前应该煮熟煮透，搭配白葡萄酒有助于肠胃对海鲜的消化哦！有报道显示，生蚝这种贝类的海鲜体内尤其容易富集重金属，造成重金属含量超标。其实对于大多数人来说，偶尔食用才是正确的。比如，我国居民平衡膳食宝塔推荐每天吃鱼虾类 50 ～ 100 克。

七、黑色食物一定补肾吗

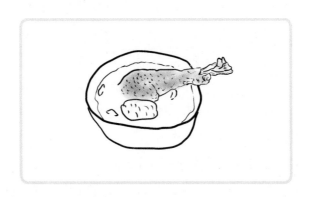

　　黑色食物是指自然颜色相对较深的食物。

　　中医认为，黑色入肾，多数黑色食物是补肾精的黄金食品。《临证指南医案》有"肾气散越不收，非瘀血积气为病，议用《大全》方乌鸡煎丸"的方剂记载，宋代医学全书《圣济总录》有"以乌鸡于汁和丸"治疗"虚劳失精"的记载，唐代《外台秘要方》有用乌豆乌发，《本草纲目拾遗》中也有"黑米治疾颇验"。至于黑芝麻、黑木耳、黑荞麦、桑椹、板栗等黑色食品补益肾精的说法也是广为流传的。

可以说，大多数黑色食物具有补益肝肾的保健作用。不过也不能以偏概全，不同食物的具体性质是不同的，如黑米、乌鸡性温，补肾阳虚效果明显；黑芝麻性平，补肾补肝，润发养发；黑豆性平，补肾活血解毒；而黑木耳、紫菜、海带性寒凉，夏天可以多吃，冬天则应少吃。

八、保健品随便吃点儿不会有什么害处吗

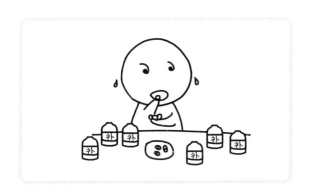

受到铺天盖地的保健品广告影响，很多忙碌的现代人经常感慨："唉呀，这段时间我特别容易疲劳，容易忘事，有黑眼圈，内分泌失调，精神不振……和某某广告上说的肾虚症状好像呢，喝点某某保健品吧，反正只会有好处，不会有害处……"

不要着急对号入座。身体感觉不适，要及时补充睡眠，

调整作息，适度放松。依然未能缓解，即寻求专业医师诊断。经医师辨证分析，适合的保健品才可以适当使用。俗话说"是药三分毒"，不要随便吃，如果不对证或者不适合个人体质，吃了反而有害。而且现在许多保健品质量良莠不齐，要擦亮眼睛哦！

第二节

错误补肾

有的人到医院检查，一听见自己的肾有问题；或者感到腰酸背痛、身体乏力、性欲减退、脱发等；或者有甚者，为了长寿或者性功能更强，便不顾一切通过各种渠道购药自疗，长期大量服用一些补肾壮阳药。岂不知病有阴阳之分，药有寒热之别，错误补肾导致事与愿违，身体越补越虚，贻误病情，耽误治疗。那么，如何补肾呢？首先要了解肾，然后针对病情，辨证施治。这样才能避免错误补肾。

中医治疗八法中明确指出"虚者补之，实者泻之"，如果是肾虚就应补之。但如果辨证不准，不辨阴阳，则补不对证，适得其反而出现不良反应。

错误一：肾虚不辨阴阳，随意乱补

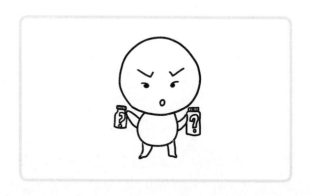

　　肾虚是一个总称，临床上多见肾阴虚和肾阳虚，肾阴、肾阳是肾精气功能活动对立统一的两个方面。肾阴虚到一定程度会阴损及阳，使肾阳亦虚；肾阳虚到一定程度会阳损及阴，使肾阴亦虚，最终导致阴阳两虚。肾虚证多而复杂，所以，一定要辨清阴阳。

　　具体问题不同，治疗用药自然各不相同，应将患者的病情和症状通盘分析，辨证论治，针对不同的患者遣方用药各异，不可随意乱补。常见有人到药店购买六味地黄丸，根本不咨询医师，随意自行服用。其实，六味地黄丸是补肾阴的中成药，肾阴虚证可服。六味地黄丸由熟地黄、山茱萸、山药、牡丹皮、茯苓、泽泻组成，这些中药是补肾阴、摄精气之品，兼有渗湿祛火的作用。若阳虚之人长期服用，岂不越补肾阳越虚？又如医圣张仲景的"金匮肾气丸"是补肾之祖方。它的药物组成是在六味地黄丸的基础上加熟附子、肉桂，这二味药性大热，具有温补命门火衰、引火归原之效。

若阴虚之人长期服用，岂不越补肾阴越虚？因此，补肾必须辨明是肾阴虚还是肾阳虚，对证下药。

● 错误二：认为性功能障碍就等于肾虚，乱服壮阳药

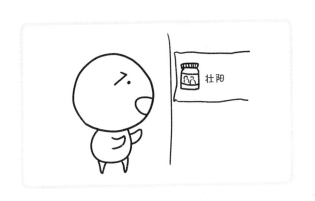

中医认为，任何一种病证，都有多个证型。就阳痿来说，命门火衰只是其证型之一，尚有肝郁不疏、湿热下注、心脾受损、血脉瘀滞等。若是阳痿证属湿热下注者（如嗜酒过度，久之而变生湿热，浸淫肝经，下注宗脉，阳气受阻而致阳痿、不举、性欲减退等），服用大温大热的补肾壮阳药，必使湿热更甚，从而使病情加重。再者，即使是阳痿证属命门火衰者，也不可一味地服用温肾壮阳药，而需在此基础上配伍养血滋阴药，如熟地黄、当归、枸杞子等，以达到阴阳相济的目的，即所谓阳得阴助而生化无穷。

平时很多人认为性功能障碍就等于肾虚，所以一旦出现类似症状，首先就想到肾虚了要补肾壮阳。其实这个观念是不准确的，性功能障碍不一定是肾虚，它与心理因素、生活

环境、饮食因素、工作压力、疾病等都有很大的关系；相反，肾虚也不一定就会影响性功能，所以，简单地将这两者捆绑在一起，无疑给人们指引了一个错误的补肾方向。

在这种认知的误导下，只要是性功能障碍就认为是肾虚，所以有人一旦发现自己有类似性功能障碍的症状，不管三七二十一，就是一通补肾壮阳，结果肾阴虚证者越补越虚，肾阳虚者矫枉过正，效果不好不说，耽误治疗，还使肾排毒的负担加重，引发病变，得不偿失。

● 错误三：认为肾病就是肾虚，乱补一通

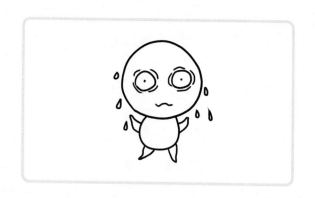

中医的肾虚与西医的肾病是完全不同的两个概念，肾虚并不等于肾病。肾虚几乎是每个人必然会经历的阶段，是人衰老过程中的一个必然现象。肾病通过检验、检查可以诊断。当然它们有些交叉性，但是有所谓肾虚症状的人不见得有肾病，而无肾虚症状的人不见得没有肾病。这也就是说，只有当肾病表现为肾虚证时才应该补肾，肾病没有肾虚证的

表现时就万万不能盲目补肾。

若是一肾病患者，经中医辨证为风水相搏证，本当治以疏风宣肺，利水消肿，却乱服滥用补肾之药，其后果可想而知。再者，即便其属肾虚证候，亦须仔细问诊、把脉、观舌苔等，综合辨证分析看其有无他脏之虚或兼夹实邪，切不能盲目地补肾。

所以，肾病患者不可盲目补肾。判断肾虚一定要经过望、闻、问、切四诊合参，全面辨证分析病情诊断，辨明虚实，分清肾阴虚，还是肾阳虚，对证遣药，合理服用补肾药，方能补益肾，药到病除，强身健体，延年益寿。反之，辨证不明，不分阴虚阳虚，乱用、滥用补肾药，则补不对证，造成错误补肾，结果事与愿违，身体越补越虚，贻误病情，甚至出现不良反应。

第三节

只补不养

人们容易将补肾、养肾混为一谈，认为都是在补肾。其实不然，它们各有特点，之间存在着明显的区别。补肾，是中医治疗肾虚的方法，需要治疗，说明补肾的前提是患者肾虚了。补肾一般离不开补益肾的中药，但药不能乱服滥用，只有辨明病机，对证下药，才能起到补益肾的作用。养，就是休养，包括养肾和护肾。

养肾，就是让肾得到充分的休息保养。清淡均衡的饮食、规律的饮食起居、良好的生活习惯、经常参加户外运动、劳逸适度、心情舒畅、经常活动腰部等，这些都是很好的养肾方式。

护，则是保护。护肾的意思是保护肾不受伤害。比如，不少人在大热天有光膀子的习惯，其实这就是一种不注意保护肾的行为，因为肾俞穴恰在腰背，最易受凉，所以大热天不让腰背部外露，能够起到保护肾的作用。又如，冬天可以用暖水袋或暖贴等，对腰部进行热敷，使腰部有温热感，不让肾受寒，这样可以增加肾血流量，起到保护肾的作用。

总之，有了肾虚的病证，就需要通过补肾的方法进行治疗；没有肾虚的问题，则可以通过养肾、护肾的方法养肾保健，即中医强调的未病先防、既病防变。而未病先防重在养，防患于未然。一味地补肾或只补肾、不养肾，则可能造成矫枉过正、阴阳失衡等，导致疾病的发生。只有补养结合，才能保证肾阴、肾阳的充足和平衡，阴阳互生；只有肾藏的精气充足，肾之"元阳"或"元阴"才能发挥温润濡养全身各组织器官和繁衍后代的作用。

平时生活中有哪些不良行为容易导致肾失所养而引起肾虚呢？

一、劳逸失当，容易导致肾虚

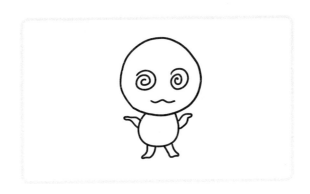

劳逸失当是指过度劳累、过度安逸等情况。我们平时说"劳逸结合"，指的就是工作与休息要相结合、劳逸适度。劳逸结合不仅可以收到事半功倍的效果，还可以避免不必要的劳动，保护身体免受伤害。而反过来，劳逸失当是工作与休息没有得到合理的安排，劳多逸少或劳少逸多，导致过度劳累或过度安逸。

过度劳累是指由于工作时间过长、劳动强度过大、心理精神压力过重而导致精疲力竭的亚健康状态。中医认为，劳累过度会损伤肾气，时间长了，得不到应有的休息，会导致气少力衰、精神萎靡疲惫、日渐消瘦、积劳成疾而出现肾气虚，表现为腰酸腿痛、腿肿、遗尿、尿失禁或余沥不尽，尿中泡沫增多且不易消退、血尿、夜尿次数增多、尿量减少等症。

同样，过度安逸也会引起肾虚。因为过度安逸，不进行适当的体力或脑力劳动，不参加体育锻炼，好吃懒做，养尊处优，易使人体气血运行不畅，脏腑功能活动减弱，出现精神不振、倦怠乏力、食少纳呆、头晕气短等气虚症状。长时间不劳动、不活动、不运动，五脏六腑的功能就会减弱，从而导致人体气血运行不畅，消化吸收不良或脂肪积聚过多，致使肾的气化功能失调，出现食少乏力、精神不振、肢体软弱，或发胖臃肿，或动则心悸、气喘、汗出等症。

因此，只有劳逸结合、劳逸适度，积极参加户外体育运动，身心健康，才能有一个好身体。所谓"生命在于运动"就是这个道理。

二、房劳过度，容易导致肾虚

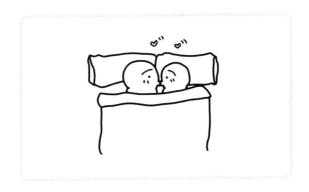

房劳过度是指性生活不节，房事过度，耗伤肾精肾气，损及心神。中医认为，性生活过于频繁，过于放纵自己的欲望，容易损伤肾，不仅耗伤肾精，还耗散肾气，导致肾阴虚、肾阳虚，甚至肾之真阴元阳俱亏，进而引起全身虚损性疾病，男性会出现腰酸背痛、血精、性功能减退、梦遗、滑精、早泄、阳痿、头晕耳鸣等问题，女性则出现腰酸、性功能减退、头晕耳鸣、下身沉重、月经不调、崩漏、带下等病症。

中国有句古话叫作"物极必反"，性生活也是这样，适当的性生活有利于身心健康。一般而言，健康的青年夫妻，每周3次为宜；壮年夫妻，每周一两次为宜；四五十岁的中年夫妻，每周1次为宜。如果在性爱后两天感到周身无力、精神不振、头晕头昏、四肢无力、心悸气短、食欲减退、腰酸背痛、整日昏昏沉沉等情况，说明性生活已经过度，应该及时节制，适当调养，如果情况严重者，还应该及时到医院就诊。

房事劳伤的类型有以下几种。

1. 性欲伤　房事频繁，不思节制，或思欲太过、所欲不遂所引起的人体气血阴阳损伤。

2. 精脱　体力不支，强力行房，在射精后大汗淋漓，出现精脱情况。

3. 色厥　指在性生活时突然四肢厥冷、意识丧失的病症。

另外，频繁手淫的人，以及没有性生活但色欲旺盛的人，也容易肾虚。

因此，正常的性生活是夫妻生活的一种生理需要，无论男性、女性，房事都应该节制。适度的性生活，有助于加深夫妻感情，使身心健康。如果房事过度，没有对肾做一个很好的养护，对男女双方的身体健康都是不利的。

三、饮食不节，容易导致肾虚

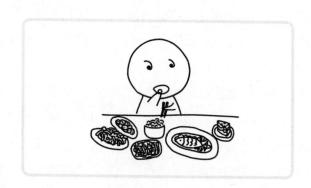

　　《黄帝内经》中记载："饮食有节……故能形与神俱，而尽终其天年，度百岁乃去。"《管子》中记载："饮食节……则身体利而寿命益；饮食不节……则形累而寿命损。"《备急千金要方》中记载："饮食过多则聚积，渴饮过多则成痰。"可见，饮食有节对人体健康至关重要。中医养生尤其讲究饮食有节，就是说饮食要有节制，不能随心所欲，要注意饮食的量和进食的时间，要科学饮食。饮食不节，是指饮食没有节制，主要表现为饥饱失常、饮食偏嗜、进食没有规律等。饥饱失常是饮食不节中一种最为常见的现象。

　　中医认为，人体摄入的水谷进入身体后化为气血，有助于阳气上升。过饥，则长期摄食不足，营养缺乏，损伤胃气胃阴，使得精、气、血、津液生化之源匮乏，气血得不到足够的补充，全身脏腑组织失养，时间长了就会出现气血衰少、津液不足、全身脏腑组织功能活动衰退等全身虚弱症状。相反，过饱、长期摄食超量或暴饮暴食，超出脾胃消化吸收能力，损伤脾胃，也对身体不利。偏食油腻、重口味食品，食用过多高油脂、高胆固醇的动物食品，以及过多的油炸、油煎食品，也对身体不利。油腻食物不容易被脾胃消化吸收，而要吸收油腻食物，脾胃就需要超负荷工作，这样就会增加脾胃的工作量，给脾胃造成伤害。一旦脾胃运化失常，身体就会精气不足、精亏血少、体弱气虚，导致肾虚。特别是男性，如果常吃油腻食物，很容易引发脾胃不和，造成湿热，引起遗精、滑精、早泄、下半身瘙痒等疾病。所以，饮食应少油腻。中医认为"咸入肾"，也就是说咸能入肾养肾，即适量的盐分可以养肾。但是，如果咸味过量，也会对身体产生不良影响，正所谓"过犹不及"，会给肾带来伤害，不利于助阳。

所以，日常饮食应五味调和、适度，切忌口味单一或过偏。肾为先天之本，脾胃为后天之本。饮食不节导致脾胃损伤，进入体内的食物难以被脾胃正常运化，导致后天之精供给不足，肾中的先天之精缺少后天之精的补充、滋养，肾中的精气就会不足，从而导致肾虚。这就是饮食不节导致肾虚的重要原因。

四、过度吸烟、喝酒，容易导致肾虚

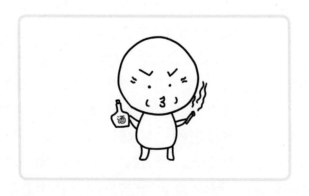

中医认为，肺为气之主，肾为气之根，肺主呼气，肾主纳气，肺肾配合，共同完成人体的呼吸运动。同时，肺与肾之间的阴液相互滋生，肺阴虚可伤及肾阴，导致肾虚。而吸烟伤肺，会引起肺气不足，肺肾又有关联，所以，吸烟会伤害肾。喝酒伤肝，而肝肾同源，肝藏血，肾藏精，肾精的充盈有赖于肝血的滋养，肝一旦受到损害，自然会波及肾。所以，过度吸烟、喝酒无度是不利于养肾的，久而久之会导致肾虚。

五、七情过激引起情志活动失调，容易导致肾虚

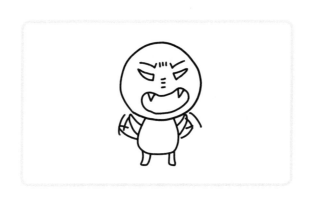

七情，是指喜、怒、忧、思、悲、恐、惊七种情志活动的变化。七情是人体对周围各种事物刺激表现出来的不同心理状态，是人类正常的生理情感活动，不会使人发病。但在突然、强烈或长期性的情志刺激下，超过了正常的生理活动范围而又不能适应，接受不了，使脏腑气血功能紊乱，血运失常，阴阳失调，导致疾病发生，这时的七情就成了致病因素。

中医认为，七情与脏腑的关系密不可分。心主喜，过喜

则伤心；肝主怒，过怒则伤肝；脾主思，过思则伤脾；肺主悲、忧，过悲过忧则伤肺；肾主惊、恐，过惊、过恐则伤肾。就拿与肾直接相关的过惊、过恐来说，长期恐惧或惊恐过度会伤及肾气。肾气具有固摄肾精的作用，一旦肾气受到损伤，固摄无力，肾精就容易外流，造成遗精、滑精、早泄或者二便失禁等病症。肾为先天之本，五脏六腑之精都要归藏于肾。相应地，五脏六腑出现病变也都会通过肾反映出来。所以，喜怒哀乐无常，长期精神紧张，导致情志过激或持续不解，都会影响气在身体里面的运行，导致气在身体里横冲乱撞。由于气机运行失常，肾经不通，肾经循行的部位会出现疼痛感，出现肾虚的症状。

所以，为了保持肾的健康，平时应尽量把精神调整到最佳状态，切莫七情过激、变化无常。

六、滥用药物，容易导致肾虚

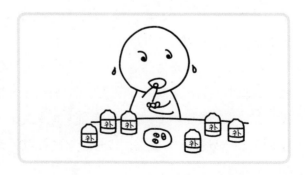

药物损伤可以从两方面来理解：一是未能对症服药，乱用药；二是药物剂量过大或长期大量服药。有些人为了能尽早摆脱肾虚的困扰，往往自行购药进行调理。但是，他们没有搞清自己到底属于哪一类肾虚，乱用补肾药物，如肾阴虚的人服用了壮阳的药物，肾阳虚的人服用了滋阴的药物，不仅难以起到补肾的作用，反而会适得其反，使肾虚的状况加重。这是未能对证服药造成的肾虚。所以，患者必须分清阳虚和阴虚，辨证施治，才能取得疗效。

服药讲究合适的剂量，才能药到病除。剂量小了，可能起不到应有的治疗作用；剂量大了，则会对身体造成伤害。在个人自行调理过程中，有些人就把握不好剂量的度而加大了剂量，有些人则认为加大剂量使用有利于身体早日康复，长期大量服药，会给身体增加排毒的负担，而排除体内毒素的任务由肾承担，势必对肾造成影响，使体内正气受损，伤及肾，引起肾虚等问题。特别是服用含有雷公藤、关木通、马兜铃、青木香、广防己等的药品，对肾有不良反应，切勿过量或长期服用，能不用最好不用，大量或长期使用可导致肾衰竭。再如长期滥用或大剂量服用一些消炎镇痛药物，如去痛片、吲哚美辛（消炎痛）、对乙酰氨基酚（扑热息痛）、阿司匹林等，也容易引起肾损害，导致肾虚。

"是药三分毒"，这是大多数人懂得的道理。但是，身体患了病，总不能因为药有毒而拒绝服药，这样的话疾病就不能得到及时治疗。所以，生病后该服药的还是必须服药，只是要对证服药，适宜的剂量和服用方法，是没有问题的。

当然，能通过食疗、针灸、按摩等方式代替药物治疗的，就尽量不服药。

另外，中医还有"久病及肾""他病及肾"之说，慢性疾病迁延不愈，或受其他疾病连累，也可能导致肾虚。中医学非常重视人体本身的统一性、完整性及其与自然界的相互关系，认为人体是由若干脏腑、组织和器官组成的。每个脏腑、组织和器官各有其独特的生理功能，而这些不同的功能又都是人体整体活动的一个组成部分，这就决定了人体内部的统一性。也就是说，人体各个组成部分之间，在结构上是不可分割的，在生理上是相互联系、相互支持而又相互制约的，在病理上也是相互影响的。肾为先天之本，五脏六腑都要靠肾精来滋养，而肾中的精气也来源于其他脏腑所化生的精气。如果久病不愈，失于调养，体内正气就会越来越虚弱，日久必累及于肾，损伤肾中精气，从而导致肾虚。所以，生病了就要及时治疗，要能够预测疾病可能的发展方向，以防止疾病进一步发展。

总之，出现肾虚的病证，就需要通过补肾的方法进行治疗，补其不足，调整阴阳平衡；没有肾虚的问题，则可以通过养肾、护肾的方法进行养肾保健，使肾不受到伤害。而一味地补肾或只补肾、不养肾，则可能造成矫枉过正或过犹不及至阴阳失衡，导致疾病的发生，是不可取的。所谓疾病三分靠治，七分靠养，肾病也是如此。所以，对肾虚证的治疗固然重要，而养肾护肾更是重中之重。

第四节

过度补肾

有人经常把补肾挂在嘴边，这个好，补肾，多吃点儿，便不顾一切长期大量服用一些补肾之品。同样都在补肾，有人效果明显，越补越健康，有人却获效甚微，越补越虚，甚至导致疾病。所以，肾虚患者应该选择最适合自己的补肾方法和药物。不能盲目地跟着广告走。

1. 食补　日常生活中，不少人期望通过食补这一种方法来固精壮阳，这固然有一定效果，但切不可过于随意。以虾为例，不少人认为，虾能壮阳，李时珍所著《本草纲目》中亦称虾有"补肾兴阳"之功效，但这只能作为一种辅助治疗，正常食用量很难达到壮阳作用，过多食用反而会造成热结便秘等弊端。另外，有些人认为生蚝也具有壮阳的作用。据《海药本草》中记载，生蚝（牡蛎）有"主男子遗精，虚劳乏损，补肾正气"等功效，但是《神农本草经疏》中指出"（牡蛎）凡病虚而多热者宜用，虚而有寒者忌之，肾虚而无火，精寒自出者非宜。"由此不难看出，如果肾虚精寒的人食用过多生蚝则对身体反而有害，所以，大家不可以把壮阳之事随意寄托在食补上。

2. 迷信保健产品 中医将肾气足看作身体状态良好的一种体现并不是妄言，但广告商对补肾作用过于夸大，甚至有误导之嫌，致使消费者迷信保健产品，而广告中所展示的保健产品大多属于补肾壮阳的药物，虽然可能在短时间内让人产生性欲，但如果长期频繁使用，很可能会导致睾丸萎缩，精子生成减少甚至消失，出现阳痿、早泄等性功能障碍。涸泽而渔的壮阳方法，是男性早衰、早亡的重要因素之一。尤其中老年人是心脑血管疾病的高危人群，一旦滥用"速效壮阳药"、动物鞭类制剂，有可能诱发心肌梗死、脑出血等疾病。

3. 药补 为什么吃了不少补肾药物，钱也花了不少，肾虚却没有得到根本的改善，病症时好时坏，甚至陷入越补越虚的恶性循环中？到底是怎么回事？

张先生新婚不久，自觉房事不力，听朋友建议买了鹿茸、肉苁蓉、巴戟天、海狗肾等十几种壮阳之品泡酒喝，起初还自觉有效，但是过了几天就感觉口干舌燥、牙龈出血、鼻出血。这很明显就是属于壮阳过度导致阴液不足。

肾虚形成是一个缓慢的过程，补肾同样需要长期系统的治疗，中医有句话叫"虚不受补"，就是说体虚的人如果进补过快、过猛，效果反而不好。所以，无论补肾阴还是补肾阳，大多需要一个或几个疗程才能有治疗效果。如果患者没有耐心，半途而废，频繁换药，不仅会延误治疗，还可能会使病情变复杂，使治疗难度加大。

六味地黄丸在提高免疫力、延缓衰老、滋阴补阳等方面有一定的作用，所以很多人把它当作保健药品长期服用。那么六味地黄丸可以长期服用吗？如果长期服用，能一直保持这样的功效吗？会不会物极必反呢？

任何药物不可以超量服用，六味地黄丸如果超大剂量服用也应被禁止，一般服用 1 个月为 1 个疗程，如果症状缓解，说明效果不错，可以再巩固一段时间，一般可以连服 3 个疗程观察。长期连续服用的话就不可了。年轻人或有肝脾湿热、肺热者，服用后会使湿热加重，可能导致口舌生疮、小便发黄。即使适合服用，也应戒烟戒酒，少吃刺激性食物。另外，长期服用六味地黄丸会滋阴伤阳，中医认为，阴阳是此消彼长的。六味地黄丸是滋补肾阴的药物，当患者肾阴充盈而肾中阳气不足时，服用六味地黄丸则会进一步损伤其阳气，出现畏寒怕冷、性欲冷淡、阳痿早泄、腰酸腹泻、夜尿增多等症状。

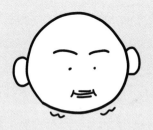

第八章

固真强肾操

一、扶摇转侧固腰府

1. 站立位，两脚分开与肩同宽，双手叉腰，拇指在后按压住肾俞穴，缓慢左右回旋转腰，幅度由小到大，左右回旋交替各 3 次，以腰部轻微酸痛感为宜。

2. 双手叉腰并向后仰腰 1 次，坚持 5 秒，以腰部轻微酸痛感为宜。

3. 保持两脚分开与肩同宽，脚尖向内，一手单手叉腰，另一手举过头，如果左手在上，先向右侧后方摆，腰部也随之扭动，然后右手在上，向左侧后方摆，左右侧身扭腰各做 3 次。

4. 重复上述腰部运动 3 次。

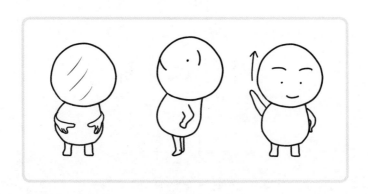

二、举足气沉透涌泉

站立位，两脚分开与肩同宽，双手叉腰，两脚上抬脚跟（即以前脚掌撑地，以足底涌泉穴作为身体的主要承重点），坚持 10 秒，放松踝部，下落脚跟，重复 20 次。

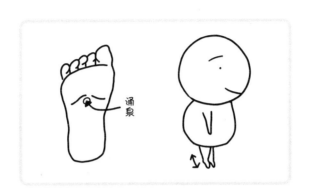

三、铁掌生阳温肾俞

　　站立位，两脚分开与肩同宽，先将两手掌心对搓至手心热后，将手心放至腰部肾俞穴附近，手掌心贴紧皮肤，上、下按摩腰部，至有热感为宜，每次数十下。

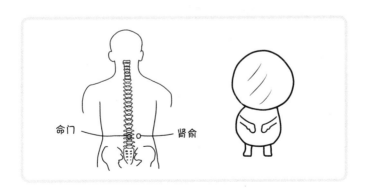

四、撮提谷道调二便

　　站立位，两脚并拢，集中注意力，用力收缩臀部肌肉，上提肛门，保持数秒钟后缓慢放松，有节律地重复，一提一松，反复进行，连续数分钟。

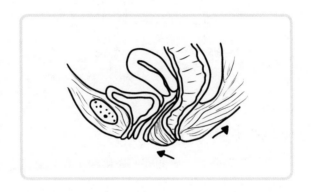

五、击探天鼓聪听户

　　将两手掌心紧贴两耳，两手示指、中指、环指、小指对称横按在枕部，两中指相接触到，再将两示指翘起叠在中指上面，然后将示指从中指上用力滑下，重重地叩击后枕部脑户、风池、玉枕穴，耳中"咚咚"鸣响如击鼓。先左手24次，再右手24次，最后两手同时叩击48次。

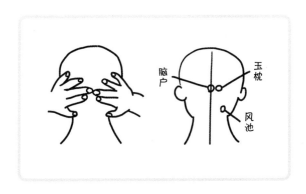

脑户　玉枕　风池

六、长叩天钟实牙关

　　眼平视前方或微闭，舌尖轻顶上腭部，上、下牙齿互相叩击 100 次。叩齿时思想集中，嘴唇轻闭，想自己的牙齿越叩越牢固。叩齿完后，用舌沿上、下牙齿内外侧转搅一圈，将口水慢慢咽下。

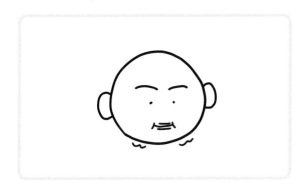

七、按摩耳穴和五脏

　　耳部按摩有很多方式，如拎耳屏、扫外耳、拉耳垂、拔双耳、养摩全耳、提耳尖、推耳后、摩耳轮、按耳窝等，不必悉数做完，要求尽可能照顾到全耳，以按摩后耳部微热稍红为度。

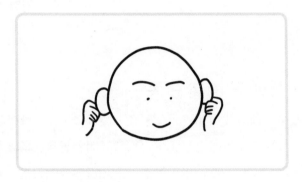

八、头梳十遍行气血

　　将手掌互搓令掌心发热，然后双手梳头，由前额开始用手指向上、向后梳头，经头顶、后脑勺儿至颈部，反复10次。

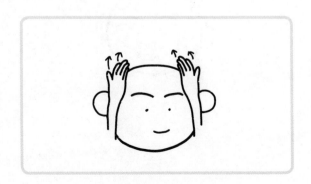

48